漫画中医系

U0297153

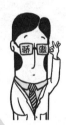

趣味
经络
腧穴

白 极 李亚旗 张文征 编著

北京中医药大学 于天源 主审

中国健康传媒集团

中国医药科技出版社

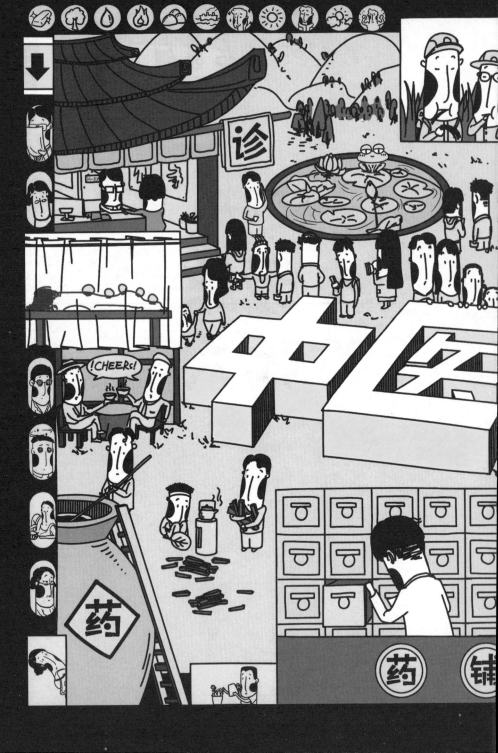

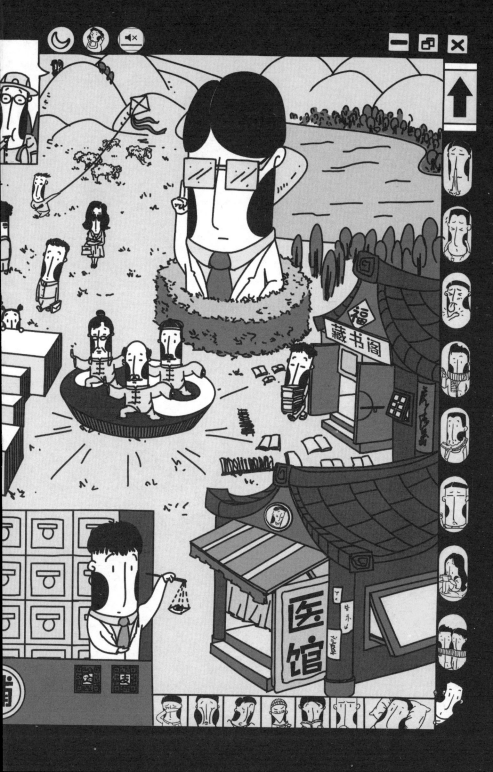

前　言

　　中医药学包含着中华民族的健康养生理念及其实践经验，是中华文明的瑰宝。在数千年的磨砺中，中医学积累了丰富的宝贵经验。从流传几千年的针灸、推拿，到拯救数百万人生命的抗疟药物青蒿素；从泳坛名将菲尔普斯在里约奥运会上，向世界展示了火罐在身上烙下的"中国印"，到 G20 峰会期间，许多外宾和记者朋友寻访中医方面的服务；从一千多年前张仲景因瘟疫流行而潜心研究医学，最终写出了我国第一部临床治疗学方面的巨著《伤寒杂病论》，到近年来中医药在治疗疾病方面取得了明显成效，无不体现了中医药的重要性。《关于促进中医药传承创新发展的意见》指出："传承创新发展中医药是新时代中国特色社会主义事业的重要内容，是中华民族伟大复兴的大事，对于坚持中西医并重、打造中医药和西医药相互补充协调发展的中国特色卫生健康发展模式，发挥中医药原创优势、推动我国生命科学实现创新突破，弘扬中华优秀传统文化、增强民族自信和文化自信，促进文明互鉴和民心相通、推动构建人类命运共同体具有重要意义。"

　　为了帮助渴望了解中医、学习中医的读者更快地迈进中医的大门，漫画中医系列对中医学知识进行了提炼，挑选出最基础、最核心和最实用的知识点，用漫画图解的形式，帮助读者快速理解和掌握。考虑到中医爱好者的实际需求，漫画中医系列从中医基础理论、中医诊断学、中药学、针灸腧穴学等方面入手，希望能从多角度帮助读者学习中医。

特别值得一提的是，漫画中医系列用幽默生动、趣味十足的漫画图解方式，简明而形象地传达出中医学的关键知识点，对于抽象的理论和易混知识点都配以表格、示意图等，为热爱中医、想探究中医奥秘的普通读者开启了一条快乐学中医的新路。同时，本丛书还特邀了北京中医药大学相关学科的教授担任主审，确保内容科学准确。希望本丛书能让更多人从"零"开始走近中医，接触中医，了解中医，感悟中医，用大众最喜爱的方式轻松学习中医，并在日常生活中指导养生保健。

当然，由于时间有限，书中内容难免有不足或欠妥之处。在此诚心恳请广大读者在阅读中及时记录并反馈给我们，以便及时对丛书进行修订完善。

编者

2021 年 8 月

目录

第一章

认识经络腧穴，从了解经络系统开始

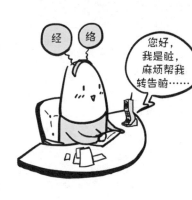

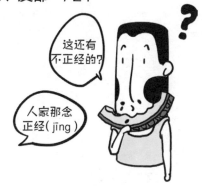

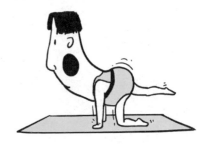

第二章

找准腧穴，打好针灸基础

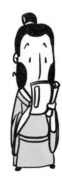

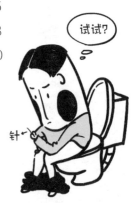

第三章
熟悉特定穴，攻克针灸难点

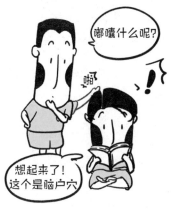

第四章
走近十四经腧穴，掌握针灸核心内容

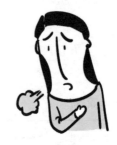

气喘

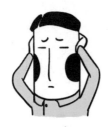

耳鸣

第一章

认识经络腧穴，从了解经络系统开始

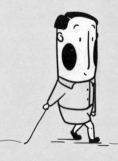

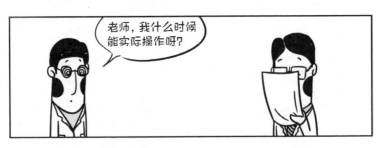

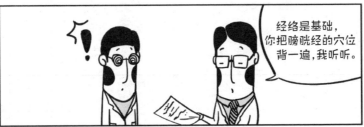

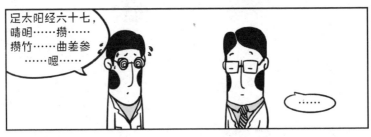

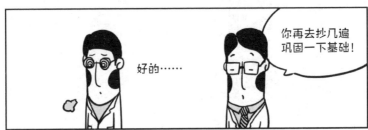

什么是经络

经络是运行全身气血，联络脏腑肢节，沟通上下内外的通路。经络的作用是将人体的所有脏腑、器官、孔窍以及皮肉筋骨，组织联结成一个统一的有机整体。经络学说是研究人体经络的生理功能、病理变化及其与脏腑相互关系的学说。

经络包括经脉和络脉。

（1）经脉：大多循行于深部，有一定的循行径路。

（2）络脉：循行于较浅的部位，纵横交错。

经络系统的组成

经络系统由经脉和络脉组成。其中，经脉包括十二经脉、奇经八脉，以及附属十二经脉的十二经别、十二经筋和十二皮部；络脉包括十五络脉和许多浮络、孙络等。

1 经脉

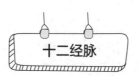

十二经脉

◇定义 十二脏腑所属的经脉，又称正经。

◇作用 运行气血的主要干道。

◦**特点**

　　分手足三阴三阳，与脏腑连属，有表里相配，其循环自肺经开始至肝经止，周而复始、循环不息，各经均有专属的腧穴。

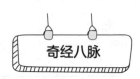

奇经八脉

定义 不直接连属脏腑，无表里相配，具有奇特的作用，故称奇经。

作用 加强经脉之间的联系，以调节十二经气血。

◦**特点**

　　任督两脉随十二经组成循环的通路，并有专属的腧穴，其他六脉不随十二经循环，腧穴都依附于十二经脉。

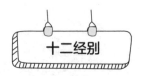

十二经别

定义 正经别出的支脉。

作用 加强表里经脉深部的联系，以补正经在体内外循环的不足。

◁特点▷

　　循环路线走向均由四肢别出，走入深部（胸、腹），复出浅部（头、颈）。

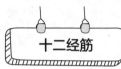

十二经筋

◁定义▷ 十二经脉所属的筋肉体系。

◁作用▷ 联结肢体骨肉，维络周身，主司关节运动。

◁特点▷

　　循环走向自四肢末端走向躯干，终于头身，不入脏腑，多结聚于四肢关节和肌肉丰富之处。

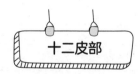

十二皮部

◁定义▷ 十二经脉所属的皮肤体系。

◁作用▷ 加强十二经脉与体表的联系，是十二经脉在体表一定部位的反应区。

◁特点▷

　　分区基本上和十二经脉在体表的循行部位一致。

2 络脉

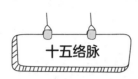

十五络脉

◇定义 本经别走相表里经的支络。

◇作用 加强十二经中表里两经的联系。

◇特点

　　十二经脉和任、督两脉各有一个别络，加上脾之大络，共称十五络脉。

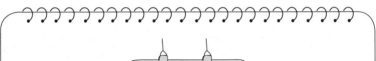

孙络

　　络脉最细小的分支，网罗全身。

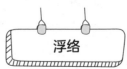

浮络

　　浮行于浅表部位的络脉。

经络的作用

1 经络的生理功能

（1）联系脏腑，沟通内外。

（2）运行气血，营养全身。

（3）抗御病邪，保卫机体。

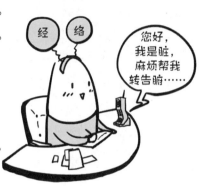

2 经络学说的应用

（1）解释生理现象。

（2）阐释病理变化。

（3）指导疾病诊断和治疗。

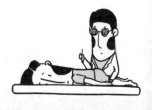

什么是十二经脉

十二经脉对称地分布于人体两侧，其名称包括手足、阴阳、脏腑三个方面。

手经行于上肢，足经行于下肢。阴经行于四肢内侧，属脏；阳经行于四肢外侧，属腑。

因四肢内外两侧沿前、中、后有三条经脉，故手足共有十二条经脉。包括手太阴肺经、手厥阴心包经、手少阴心经，手阳明大肠经、手少阳三焦经、手太阳小肠经，足太阴脾经、足厥阴肝经、足少阴肾经，足阳明胃经、足少阳胆经、足太阳膀胱经。

十二经脉的走向和交接

十二经脉的走向、交接规律：手三阴经从胸腔走向手指末端，交手三阳经；手三阳经从手指末端走向头面部，交足三阳经；足三阳经从头面部走向足趾末端，交足三阴经；足三阴经从足趾末端走向腹腔、胸腔，交手三阴经，这样"阴阳相贯，如环无端"地循行。

十二经脉的分布规律

在体表的分布有一定的规律性	在四肢部	阴经分布在内侧面，内侧分三阴	太阴、阳明在前缘，少阴、太阳在后缘，厥阴、少阳在中线
		阳经分布在外侧面，外侧分三阳	
	在头面部	阳明经行面部、额部	
		太阳经行面颊、头顶及后头部	
		少阳经行于头侧部	
躯干部各经分布的规律性不强	手三阳经均行经肩胛部		
	足三阳经中阳明经行于胸腹，太阳经行于背部，少阳经行于胁肋部		
	足三阴经均行于腹面部		
	循行于腹面的经脉自内向外的排列顺序为足少阴经、足阳明经、足太阴经、足厥阴经		

十二经脉通过经脉、经别、别络互相沟通，组成六对表里相合的关系。

表 里

足太阳膀胱经 ←——→ 足少阴肾经

足少阳胆经 ←——→ 足厥阴肝经

足阳明胃经 ←——→ 足太阴脾经

手太阳小肠经 ←——→ 手少阴心经

手少阳三焦经 ←——→ 手厥阴心包经

手阳明大肠经 ←——→ 手太阴肺经

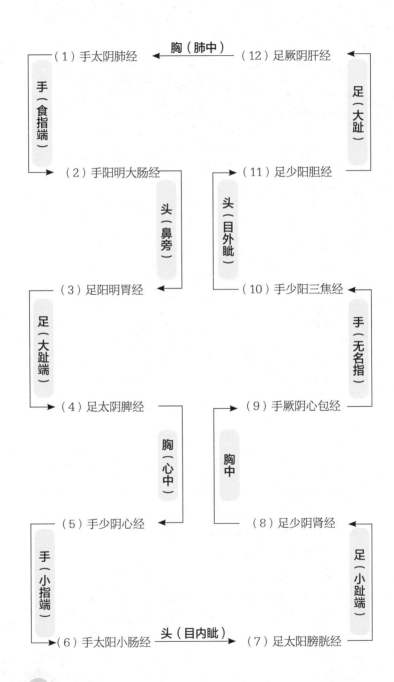

（1）手太阴肺经 ← 胸（肺中）— （12）足厥阴肝经

手（食指端）

足（大趾）

→（2）手阳明大肠经 — → （11）足少阳胆经

头（鼻旁）

头（目外眦）

（3）足阳明胃经 ← — （10）手少阳三焦经 ←

足（大趾端）

手（无名指）

→（4）足太阴脾经 — → （9）手厥阴心包经

胸（心中）

胸中

（5）手少阴心经 ← — （8）足少阴肾经 ←

手（小指端）

足（小趾端）

→（6）手太阳小肠经 — 头（目内眦）→ （7）足太阳膀胱经

　　十二经脉的表里关系不仅加强了表里两经的联系，而且增强了对应脏腑间的生理、病理联系。

　　十二经脉的流注次序为：起于肺经→大肠经→胃经→脾经→心经→小肠经→膀胱经→肾经→心包经→三焦经→胆经→肝经，最后又回到肺经，周而复始，环流不息。

十二经脉的循行部位

手太阴肺经

　　手太阴肺经起于中焦，止于拇指桡侧端，其支脉止于食指桡侧端，交于手阳明大肠经，属肺络大肠，与三焦、胃有经络联系。

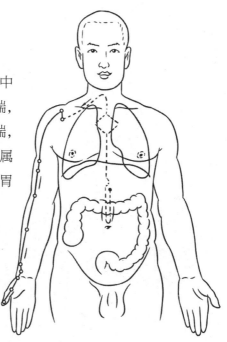

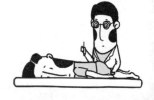

手阳明大肠经

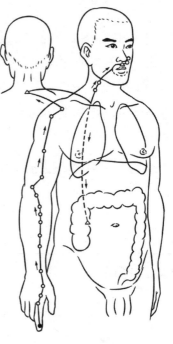

手阳明大肠经起于食指桡侧端，其支脉止于对侧鼻翼旁，交于足阳明胃经，属大肠络肺。

❖ 手太阴肺经与手阳明大肠经在手食指端交接。

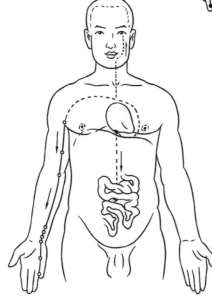

手少阴心经

手少阴心经起于心中，其支脉止于手小指桡侧端，交于手太阳小肠经，属心络小肠，与肺有经络联系。

手太阳小·肠经

手太阳小肠经起于手小指尺侧端，其支脉止于目内眦，交于足太阳膀胱经，属小肠络心，与胃有经络联系。

❖ 手少阴心经与手太阳小肠经在手小指端交接。

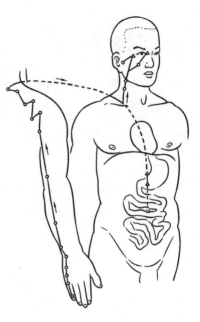

手厥阴心包经

手厥阴心包经起于胸中，其支脉止于无名指尺侧端，交于手少阳三焦经，属心包络三焦。

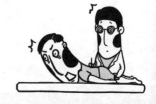

手少阳三焦经

手少阳三焦经起于无名指尺侧端，其支脉止于目外眦，交于足少阳胆经，属三焦络心包。

❖ 手厥阴心包经与手少阳三焦经在手无名指端交接。

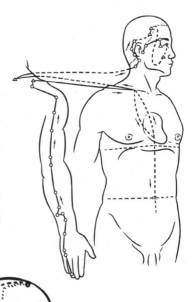

足阳明胃经

足阳明胃经起于鼻翼旁，其支脉止于足大趾内侧端，交于足太阴脾经，属胃络脾。

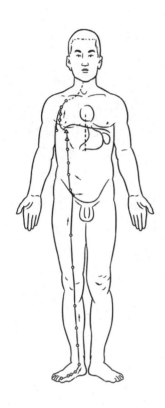

足太阴脾经

足太阴脾经起于足大趾内侧端，其支脉止于心中，交于手少阴心经，属脾络胃，与心有经络联系。

❖ 足阳明胃经与足太阴脾经在足大趾内端交接。

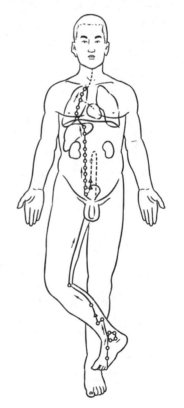

足少阴肾经

足少阴肾经起于足小趾下，其支脉止于胸中，交于手厥阴心包经，属肾络膀胱，与肝、肺、心有经络联系。

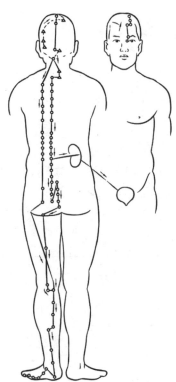

足太阳膀胱经

　　足太阳膀胱经起于目内眦，其支脉止于足小趾外侧端，交于足少阴肾经，属膀胱络肾，与脑有经络联系。

　　❖　足太阳膀胱经与足少阴肾经在足小趾端交接，与手太阳小肠经在目内眦交接。足少阴肾经与手厥阴心包经在胸中交接。

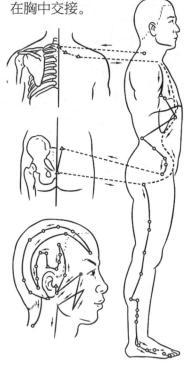

足少阳胆经

　　足少阳胆经起于目外眦，止于足第4趾外侧端，其支脉止于足大趾爪甲后丛毛处，交于足厥阴肝经，属胆络肝。

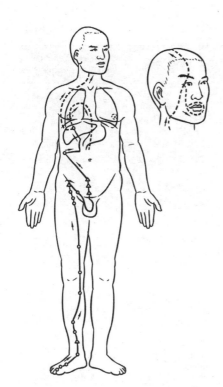

足厥阴肝经

足厥阴肝经起于足大趾爪甲后丛毛处，其支脉止于肺，交于手太阴肺经，属肝络胆，与肺、胃、脑有经络联系。

❖ 足少阳胆经与足厥阴肝经在足大趾外端交接。

十二经脉循行起止部位及络属关系

	起止部位	络属关系	经络相联系的脏腑及支脉的条数
手太阴肺经	起于中焦，止于拇指桡侧端，其支脉止于食指桡侧端	交于手阳明大肠经；属肺络大肠	与三焦、胃有经络联系；共有1条支脉
手阳明大肠经	起于食指桡侧端，其支脉止于对侧鼻翼旁	交于足阳明胃经；属大肠络肺	共有1条支脉
足阳明胃经	起于鼻翼旁，其支脉止于足大趾内侧端	交于足太阴脾经；属胃络脾	共有4条支脉

	起止部位	络属关系	经络相联系的脏腑及支脉的条数
足太阴脾经	起于足大趾内侧端，其支脉止于心中	交于手少阴心经；属脾络胃	与心有经络联系；共有 1 条支脉
手少阴心经	起于心中，其支脉止于手小指桡侧端	交于手太阳小肠经；属心络小肠	与肺有经络联系；共有 1 条支脉
手太阳小肠经	起于手小指尺侧端，其支脉止于目内眦	交于足太阳膀胱经；属小肠络心	与胃有经络联系；共有 2 条支脉
足太阳膀胱经	起于目内眦，其支脉止于足小趾外侧端	交于足少阴肾经；属膀胱络肾	与脑有经络联系；共有 3 条支脉
足少阴肾经	起于足小趾下，其支脉止于胸中	交于手厥阴心包经；属肾络膀胱	与肝、肺、心有经络联系；共有 1 条支脉
手厥阴心包经	起于胸中，其支脉止于无名指尺侧端	交于手少阳三焦经；属心包络三焦	共有 2 条支脉
手少阳三焦经	起于无名指尺侧端，其支脉止于目外眦	交于足少阳胆经；属三焦络心包	共有 2 条支脉
足少阳胆经	起于目外眦，止于足第 4 趾外侧端，其支脉止于足大趾爪甲后丛毛处	交于足厥阴肝经；属胆络肝	共有 3 条支脉
足厥阴肝经	起于足大趾爪甲后丛毛处，其支脉止于肺	交于手太阴肺经；属肝络胆	与肺、胃、脑有经络联系；共有 2 条支脉

什么是奇经八脉

奇经八脉是督脉、任脉、冲脉、带脉、阴跷脉、阳跷脉、阴维脉、阳维脉的总称。其分布不像十二经脉那样有规律，既同脏腑没有直接的络属关系，相互之间也没有表里关系，并具有奇特的治疗作用，故称为"奇经"。

奇经八脉的作用

（1）沟通十二经脉之间的联系。

（2）调节十二经脉的气血。

（3）与肝、肾等脏及女子胞、脑、髓等奇恒之腑关系较为密切，增强相互之间的生理、病理联系。

奇经八脉的分布与作用

1 督脉

【循行部位】起于胞中，下出会阴，沿脊柱内部上行，入颅络脑，再向下到唇系带；另有一支脉从脊柱分出到肾；还有一支脉从小腹内上行，上至两眼下部。

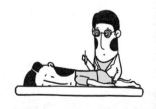

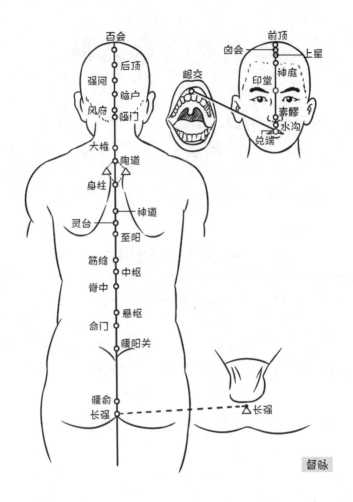

督脉

【生理功能】总督一身之阳经，有"阳脉之海"之称，具有调节全身阳经经气的作用。足厥阴肝经流注到督脉。督脉与脑、脊髓、肾关系密切。

2 任脉

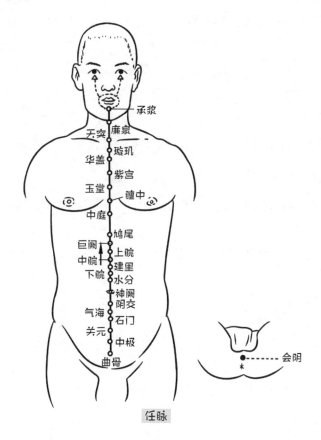

任脉

【**循行部位**】起于胞中，下出会阴，沿腹胸部正中线上行，止于目眶下。

【**生理功能**】总任一身之阴脉，有"阴脉之海"之称，具有调节全身阴经经气的作用。督脉流注到任脉，最后又回到肺经。任脉起于胞中，与女子妊娠有关，称"任主胞胎"。

3 冲脉

【循行部位】起于胞中，下出会阴，与足少阴经相并上行至目眶下。另有分支从肾下至足底及足背，还有分支从胞中出后与督脉相通，上行于脊柱内。

【生理功能】冲脉上至于头，下至于足，贯穿全身，为气血的要冲，调节十二经气血，有"十二经脉之海"之称。冲脉又为"血海"，与妇女的月经密切相关。

4 带脉

【循行部位】起于季胁，斜向下行至带脉五维、维道穴，横行绕身一周。

【生理功能】带脉围腰一周，犹如束带，约束纵行诸脉。

5 阴维脉

【循行部位】阴维脉起于小腿内侧足三阴经交会之处，沿下肢内侧上行，至腹部与足太阴脾经同行，至胁部，与足厥阴经相合，然后上行咽喉，与任脉相会。

【生理功能】阴维脉"维络诸阴"。

6 阳维脉

【循行部位】阳维脉起于外踝下，与足少阳胆经并行，沿下肢外侧上行，经躯干后侧，从腋后上肩，经颈部、耳后、额部、头侧、项部，与督脉会合。

【生理功能】阳维脉"维络诸阳"。

7　阴跷脉

【循行部位】阴跷脉从内踝下照海穴分出，沿下肢内侧、腹部、胸部、人迎旁、鼻旁至目内眦，与足太阳经、阳跷脉相会合。

【生理功能】濡养眼目，司眼睑之开合和下肢运动，"主一身左右之阴"。

8　阳跷脉

【循行部位】阳跷脉从外踝下申脉穴分出，经下肢外侧、腹部、胸部后外侧，经肩、颈外侧，上挟口角至目内眦，与足太阳经、阴跷脉会合，再上行发际下达耳后，与足少阳胆经会合于项后。

【生理功能】濡养眼目，司眼睑之开合和下肢运动，"主一身左右之阳"。

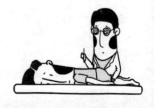

什么是经别、别络、经筋、皮部

经别

含义

（1）别行的正经。

（2）是从十二经脉别行分出，循行于胸、腹及头部的重要支脉。

（3）是从经脉的四肢部分（多为肘、膝关节以上）别出（称为"离"），走入体腔脏腑深部（称为"入"），然后浅出体表（称为"出"），而上头面，阳经经别合于本经的经脉，阴经经别合于其相表里的阳经的经脉（称为"合"）。所以，十二经别在循行上有"离、入、出、合"的特点。

（4）相表里的经别最后在头面部合于六阳经脉，称为"六合"。

生理功能

（1）加强十二经脉中相表里的两经在体内的联系。

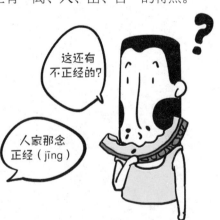

这还有不正经的？

人家那念正经（jīng）

（2）加强十二经脉，尤其是六阴经与头面的联系。

（3）扩大十二经脉的主治范围。

（4）加强足三阴、足三阳经与心脏的联系。

别络

含义

（1）是从经脉分出的支脉，多分布于体表。

（2）十二经脉各从四肢肘膝关节以下分出一条别络，表里两经的别络相互联络；任脉之络分布于腹部，督脉之络分布于背部，脾之大络分布在身之侧部，共十五别络。

（3）若加上胃之大络，也可称为十六别络。

生理功能

（1）加强十二经脉中互为表里的两条经脉之间的体表联系。

（2）加强人体前、后、侧面络脉的统一联系。

经筋

含义

（1）是十二经脉连属于筋肉的体系。

（2）因其功能活动有赖于经络气血的濡养和十二经脉的调节，因而划分为十二个系统，称为十二经筋。

（3）十二经筋在分布上，同十二经脉在体表的循行基本一致，但走向都从四肢末端走向头身，多结

聚于关节和骨骼附近，
与脏腑无络属关系，
有"结、聚、散、络"
的分布特点。

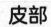

【生理功能】

约束骨骼，有
利于关节的屈
伸运动。

皮部

【含义】

（1）是体表的皮肤按经络的分布部位分区。

（2）十二经脉及其所属的络脉，在体表有一定的分布
范围，与之相应，

（3）全身的皮肤划分为十二个部分，称为十二皮部。

什么是根结、标本、气街、四海

根结

根结是指经气的所起与所归，反映出经气上下两极间的关系。根起于四肢末端，向上而结于头面躯干。因此，可以"头痛医脚"。

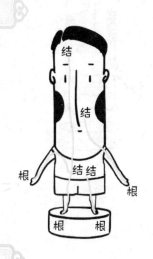

标本

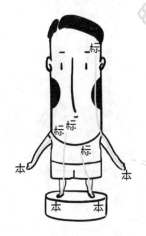

标本是指经脉腧穴分布的特殊部位，反映出经脉腧穴特定的上下对应关系。上为标，下为本。

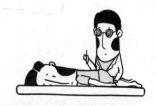

气街

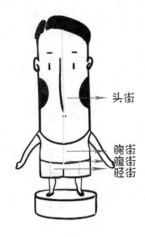

头街

胸街
腹街
胫街

气街是头、胸、腹、胫部的经气聚集循行的通路。

四海

四海是髓海、血海、气海、水谷之海的总称，为人体气血精髓等精微物质汇聚之所。

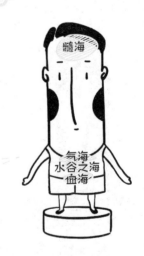

髓海

气海
水谷之海
血海

第二章

找准腧穴，
打好针灸基础

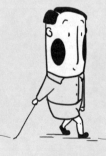

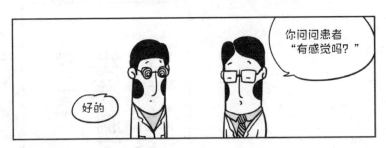

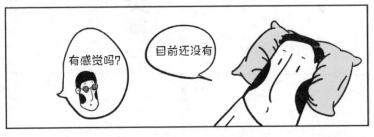

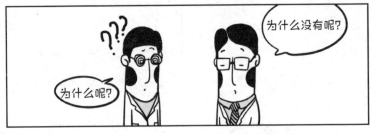

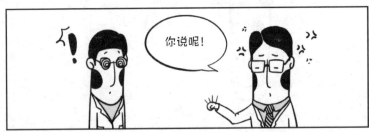

什么是腧穴

腧穴的起源与发展

远古时代，当人体某一部位或脏器发生疾病时，在病痛局部砭刺、叩击、按摩、针刺、火灸，发现可减轻或消除病痛。这种"以痛为输"所认识的腧穴既无定位，又无定名，是认识腧穴的最初阶段。

其后，当人们对体表施术部位及其治疗作用的了解逐步深入，积累了较多的经验时，发现有些腧穴有确定的位置和主治的病证，并给以位置的描述和命名。这是腧穴发展的第二阶段，即定位、定名阶段。

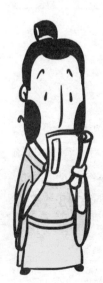

随着对经络以及腧穴主治作用认识的不断深化，古代医家对腧穴的主治作用进行了归类，并与经络相联系，说明腧穴不是体表孤立的，而是与经络脏腑相通的。通过不断总结、分析归纳，逐步将腧穴归属各经。这是腧穴发展的成熟阶段，即定位、定名、归经阶段。

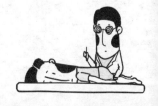

《内经》	论及穴名约 160 个，并有腧穴归经的记载
晋代皇甫谧的《针灸甲乙经》	记载周身经穴名 349 个，除论述了腧穴的定位、主治、配伍、操作要领外，并对腧穴的排列顺序进行了整理，为腧穴学理论和临床应用做出了重要贡献
北宋王惟一的《铜人腧穴针灸图经》	对腧穴重新进行了考订，详载了 354 个穴名
元代滑伯仁的《十四经发挥》	载经穴穴名亦为 345 个，并将全身经穴按循行顺序排列，称"十四经穴"
明代杨继洲的《针灸大成》	记载经穴穴名 359 个，并列举了辨证选穴的范例，充实了针灸辨证施治的内容
清代李学川的《针灸逢源》	定经穴穴名 361 个，并延续至今

腧穴的分类

十四经穴

　　十四经穴指具有固定的名称和位置，且属于十二经和任脉、督脉的腧穴。这类腧穴具有主治本经和所属脏腑病证的共同作用，因此，归纳于十四经脉系统中，简称"经穴"。

奇穴

　　奇穴指既有一定的名称，又有明确的位置，但尚未归入或不便归入十四经系统的腧穴。这类腧穴的主治范围比较单纯，多数对某些病证有特殊疗效，因而未归入十四经系统，故又称"经外奇穴"。

阿是穴

阿是穴指既无固定名称，亦无固定位置，而是以压痛点或其他反应点作为针灸施术部位的一类腧穴，又称"天应穴""不定穴""压痛点"等。唐代孙思邈的《备急千金要方》载："有阿是之法，言人有病痛，即令捏其上，若里当其处，不问孔穴，即得便快或痛处，即云阿是，灸刺皆验，故曰阿是穴也。"

腧穴的命名

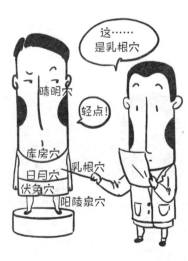

这……是乳根穴

轻点！

睛明穴

库房穴
日月穴 乳根穴
伏兔穴
阳陵泉穴

1 根据所在部位命名

根据腧穴所在的人体解剖部位而命名，如腕旁的腕骨，乳下的乳根，面部颧骨下的颧髎，第7颈椎棘突下的大椎等。

2 根据治疗作用命名

根据腧穴对某种病证的特殊治疗作用命名，如治目疾的睛明、光明，治水肿的水分、水道，治面瘫的牵正等。

3 利用天体地貌命名

根据自然界的天体名称如日、月、星、辰等和地貌名称如山、陵、丘、墟、溪、谷、沟、泽、池、泉、海、渎等，结合腧穴所在部位的形态或气血流注的状况而命名，如日月、上星、太乙、承山、大陵、商丘、丘墟、太溪、合谷、水沟、曲泽、曲池、涌泉、小海、四渎等。

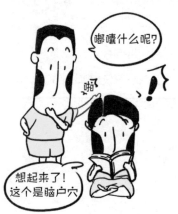

嘟囔什么呢？

嗯

想起来了！这个是脑户穴

4 参照动植物命名

根据动植物的名称，以形容腧穴所在部位的形象而命名，如伏兔、鱼际、犊鼻、鹤顶、攒竹等。

5 借助建筑物命名

根据建筑物形容某些腧穴所在部位的形态或作用特点而命名，如天井、印堂、巨阙、脑户、屋翳、膺窗、库房、地仓、气户、梁门等。

6 结合中医学理论命名

根据腧穴部位或治疗作用，结合阴阳、脏腑、经络、气血等中医学理论命名，如阴陵泉、阳陵泉、心俞、肝俞、三阴交、三阳络、百会、气海、血海、神堂、魄户等。

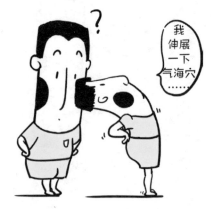

我伸展一下气海穴……

如何找到腧穴

腧穴的定位方法

1 骨度分寸定位法

骨度分寸定位法指以体表骨节为主要标志，将两骨节之间的长度折量为一定的分寸，用以确定腧穴位置的方法。不论男女、老少、高矮、胖瘦，均可按一定的骨度分寸在其自身测量。现采用的骨度分寸是以《灵枢·骨度》所规定的人体各部的分寸为基础，结合历代医家创用的折量分寸而确定的。

常用的骨度分寸

部位	起止点	折量寸	度量法	说明
头部	前发际正中至后发际正中	12	直寸	用于确定头部腧穴的纵向距离
	眉间（印堂）至前发际正中	3	直寸	用于确定前或后发际及其头部腧穴的纵向距离
	第7颈椎棘突下（大椎）至后发际正中	3	直寸	
	前两额发角（头维）之间	9	横寸	用于确定头前部腧穴的横向距离
	眉间（印堂）至大椎	18	直寸	
	耳后两乳突（完骨）之间	9	横寸	用于确定头后部腧穴的横向距离

部位	起止点	折量寸	度量法	说明
胸腹胁部	胸骨上窝（天突）至胸剑联合中点（歧骨）	9	直寸	用于确定胸部任脉腧穴的纵向距离
	胸剑联合中点（歧骨）至脐中	8		用于确定上腹部腧穴的纵向距离
	脐中至耻骨联合上缘（曲骨）	5		用于确定下腹部腧穴的纵向距离
	两肩胛骨喙突内侧缘之间	12	横寸	用于确定胸部腧穴的横向距离
	两乳头之间	8	横寸	用于确定胸腹部腧穴的横向距离
背腰部	肩胛骨内侧缘至后正中线	3	横寸	用于确定背腰部腧穴的横向距离
	肩峰缘至后正中线之间	8	横寸	用于确定肩背部腧穴的横向距离
上肢部	腋前、后纹头至肘横纹（平尺骨鹰嘴）	9	直寸	用于确定上臂部腧穴的纵向距离
	肘横纹（平尺骨鹰嘴）至腕掌（背）侧远端横纹	12	直寸	用于确定前臂部腧穴的纵向距离
下肢部	耻骨联合上缘至股骨内上髁上缘	18	直寸	用于确定下肢内侧足三阴经腧穴的纵向距离
	胫骨内侧髁下缘至内踝尖	13		
	股骨大转子至腘横纹	19		用于确定下肢外后侧足三阳经腧穴的纵向距离
	腘横纹（平髌尖）至外踝尖	16		

2 手指同身寸定位法

　　手指同身寸定位法指依据被取穴者本人手指为尺寸折量标准来量取腧穴的定位方法，又称"指寸法"。常用的手指同身寸有以下 3 种。

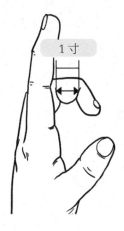

　　（1）中指同身寸：以被取穴者手中指中节桡侧两端纹头（拇指、中指屈曲成环形）之间的距离作为 1 寸。

　　（2）拇指同身寸：以被取穴者拇指的指间关节的宽度作为 1 寸。

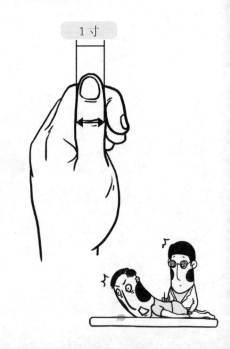

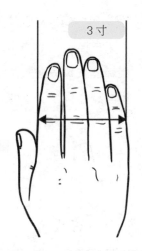

（3）横指同身寸：被取穴者手食指、中指、无名指和小指并拢，以中指中节横纹为标准，其4指的宽度作为3寸。

腧穴的主治特点

近治
作用

指腧穴具有治疗其所在部位局部及邻近组织、器官的病证的作用。这是一切腧穴主治作用所具有的共同特点，是"穴位所在，主治所在"规律的体现。如眼区周围的睛明、承泣、攒竹、瞳子髎等经穴均能治疗眼疾。

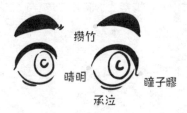

远治
作用

指腧穴具有治疗本经循行所及的、远隔部位的脏腑、组织、器官的病证的作用。十四经穴，尤其是十二经脉中位于四肢肘膝关节以下的腧穴，远治作用尤为突出。如合谷穴不仅能治疗手部的局部病证，还能治疗本经所过处的颈部和头面部病证，这是"经脉所过，主治所及"规律的反映。

特殊
作用

指某些腧穴具有双向的良性调整作用和相对的特异治疗作用。所谓双向良性调整作用，是指同一腧穴对机体不同的病理状态，可以起到两种相反而有效的治疗作用。如腹泻时针刺天枢穴可止泻，便秘时针天枢穴可以通便。

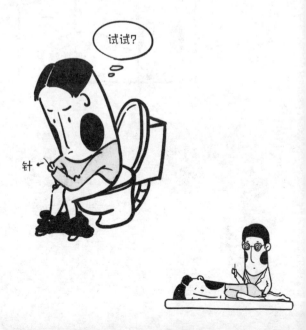

腧穴的主治规律

分经主治规律

分经主治，是指同一经脉所属的经穴均可治疗该经循行部位及其相应脏腑的病证。古代医籍在论述针灸治疗时，往往只选取有关经脉而不列举具体穴名，即"定经不定穴"。

如手太阴肺经的尺泽、孔最、列缺、鱼际，均可治疗咳嗽、气喘等肺系疾患，也说明穴位有分经主治规律。

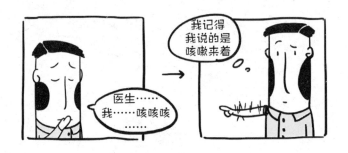

分部主治规律

分部主治是指处于身体某一部位的腧穴均可治疗该部位及某类病证。表明腧穴的分部主治与腧穴的位置特点相关。

如位于头面、颈项部的腧穴，以治疗

头面五官及颈项部病证为主，后头区及项区腧穴又可治疗神志病等。

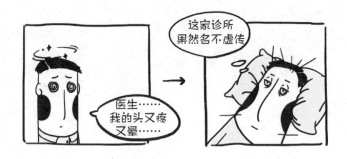

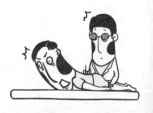

第三章

熟悉特定穴，
攻克针灸难点

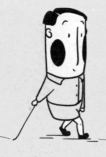

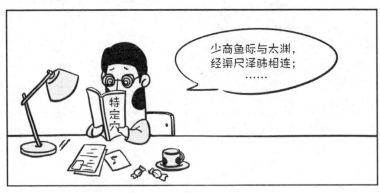

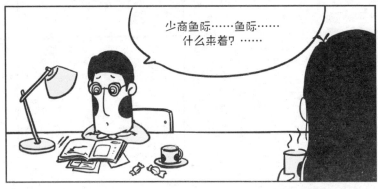

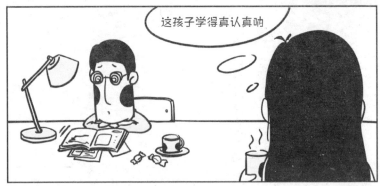

特定穴是指十四经穴中具有某种特殊性质和特殊治疗作用，并有特定称谓的腧穴。因分布、特性和作用的不同，特定穴各有不同含义和命名。特定穴的临床应用范围较广，在选穴配伍上也有一定的特点。

什么是五输穴

五输穴在临床上的应用非常广泛，是远部选穴的主要腧穴。 五输穴是十二经穴中井、荥、输、经、合 5 类特定腧穴位的简称。这些腧穴均分布在四肢肘、膝关节以下的部位，其分布特点是以四肢末端依次按井、荥、输、经、合的次序向肘膝方向排列。十二经脉中每条经脉有 5 个腧穴属于五输穴，故人体共有 60 个五输穴。五输穴不仅有经脉归属，而且具有自身的五行属性。按照"阴井木""阳井金"的规律进行相配。

十二经脉的五输穴

阴、阳经五输穴及五行配属

经脉		井（木）	荥（火）	输（土）	经（金）	合（水）
阴经	肺经	少商	鱼际	太渊	经渠	尺泽
	心包经	中冲	劳宫	大陵	间使	曲泽
	心经	少冲	少府	神门	灵道	少海

经脉		井（木）	荥（火）	输（土）	经（金）	合（水）
阴经	脾经	隐白	大都	太白	商丘	阴陵泉
	肝经	大敦	行间	太冲	中封	曲泉
	肾经	涌泉	然谷	太溪	复溜	阴谷
阳经	大肠经	商阳	二间	三间	阳溪	曲池
	三焦经	关冲	液门	中渚	支沟	天井
	小肠经	少泽	前谷	后溪	阳谷	小海
	胃经	厉兑	内庭	陷谷	解溪	足三里
	胆经	足窍阴	侠溪	足临泣	阳辅	阳陵泉
	膀胱经	至阴	足通谷	束骨	昆仑	委中

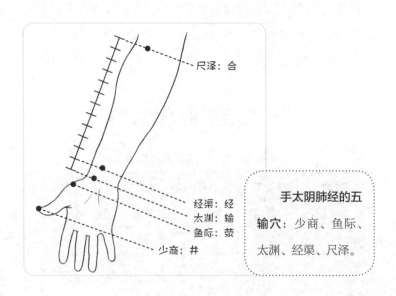

尺泽：合

经渠：经
太渊：输
鱼际：荥

少商：井

手太阴肺经的五

输穴：少商、鱼际、

太渊、经渠、尺泽。

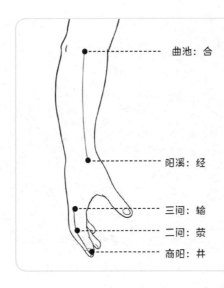

曲池：合

阳溪：经

三间：输

二间：荥

商阳：井

手阳明大肠经的**五输穴**：商阳、二间、三间、阳溪、曲池。

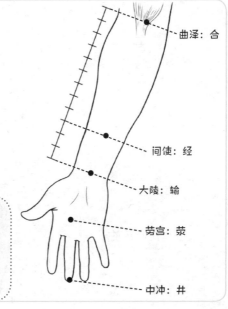

曲泽：合

间使：经

大陵：输

劳宫：荥

中冲：井

手厥阴心包经的**五输穴**：中冲、劳宫、大陵、间使、曲泽。

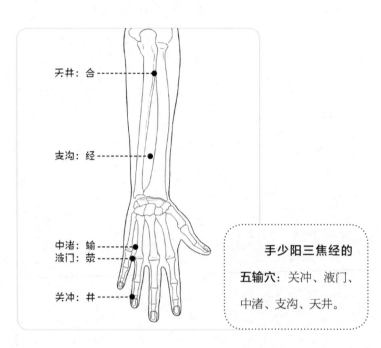

天井：合

支沟：经

中渚：输
液门：荥

关冲：井

手少阳三焦经的

五输穴：关冲、液门、中渚、支沟、天井。

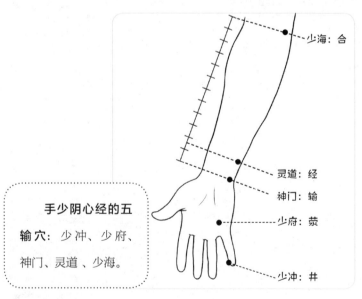

少海：合

灵道：经

神门：输

少府：荥

少冲：井

手少阴心经的五

输穴：少冲、少府、神门、灵道、少海。

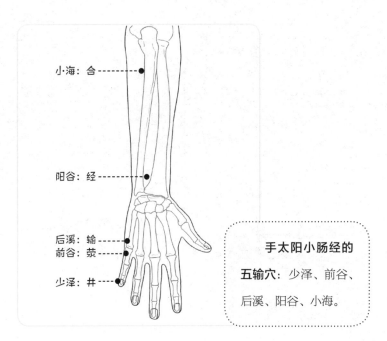

小海：合

阳谷：经

后溪：输
前谷：荥

少泽：井

手太阳小肠经的**五输穴**：少泽、前谷、后溪、阳谷、小海。

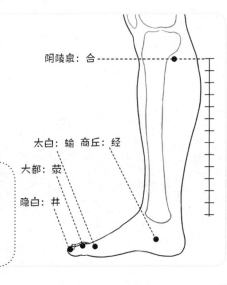

阴陵泉：合

太白：输　商丘：经

大都：荥

隐白：井

足太阴脾经的五**输穴**：隐白、大都、太白、商丘、阴陵泉。

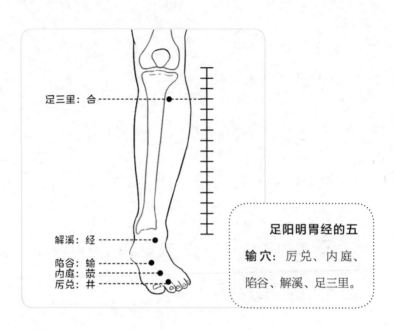

足三里：合

解溪：经
陷谷：输
内庭：荥
厉兑：井

足阳明胃经的五输穴： 厉兑、内庭、陷谷、解溪、足三里。

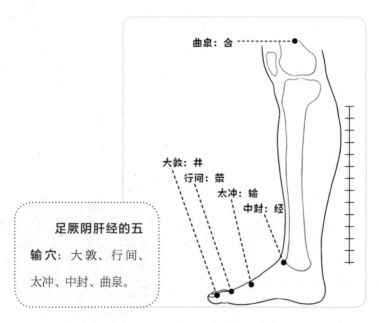

曲泉：合

大敦：井
行间：荥
太冲：输
中封：经

足厥阴肝经的五输穴： 大敦、行间、太冲、中封、曲泉。

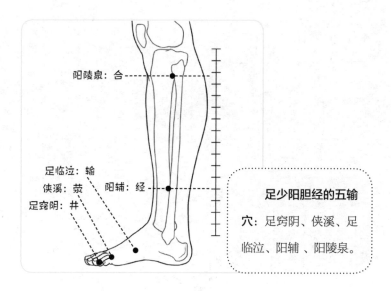

阳陵泉：合

足临泣：输
侠溪：荥　　阳辅：经
足窍阴：井

足少阳胆经的五输

穴：足窍阴、侠溪、足临泣、阳辅、阳陵泉。

足少阴肾经的五输

穴：涌泉、然谷、太溪、复溜、阴谷。

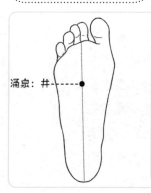

涌泉：井

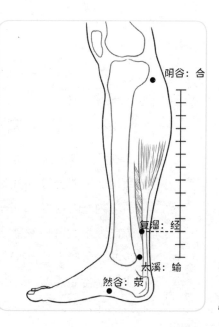

阴谷：合

复溜：经

太溪：输

然谷：荥

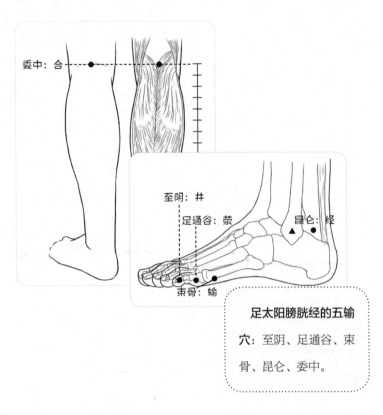

委中：合

至阴：井

足通谷：荥

昆仑：经

束骨：输

足太阳膀胱经的五输穴：至阴、足通谷、束骨、昆仑、委中。

五输穴穴歌

少商鱼际与太渊，经渠尺泽肺相联。

商阳二三间合谷，阳溪曲池大肠牵。

厉兑内庭陷谷胃，冲阳解溪三里连。

隐白大都太白脾，商丘阴陵泉要知。

少冲少府属于心，神门灵道少海寻。

少泽前谷后溪腕，阳谷小海小肠经。

至阴通谷束京骨，昆仑委中膀胱焉。

涌泉然谷与太溪，复溜阴谷肾经传。

中冲劳宫心包络，大陵间使曲泽联。

关冲液门中渚焦，阳池支沟天井言。

窍阴侠溪临泣胆，丘墟阳辅阳陵泉。

大敦行间太冲看，中封曲泉属于肝。

五输穴的作用

1 按五输穴的主病特点选用

《灵枢·邪气脏腑病形》曰"荥输治外经"，指出了荥穴和输穴主要治疗经脉循行所过部位的病证，这是与下合穴主要治疗内腑病证特点相对而言。

《灵枢·顺气一日分为四时》云："病在脏者，取之井；病变于色者，取之荥；病时间时甚者，取之输；病变于音者，取之经；经满而血者，病在胃；及以饮食不节得病者，取之于合。"其后《难经·六十八难》又做了补充："井主心下满，荥主身热，输主体重节痛，经主喘咳寒热，合主逆气而泄。"

综合近代临床的应用情况，井穴多用于急救，如点刺十二井穴可抢救昏迷；荥穴主要用于治疗热证，如胃火牙痛选胃经的荥穴内庭可清泻胃火。

2 按五行生克关系选用

五输穴的五行属性与脏腑的五行属性相合，五行之间存在"生我""我生"的母子关系。因而，《难经·六十九难》提出"虚者补其母,实者泻其子",即选取适当的五输穴治疗疾病的方法。这一取穴法亦称为子母补泻取穴法。它包括本经子母补泻和他经子母补泻两种取穴法。

子母补泻取穴法

本经子母补泻取穴法:如肺在五行中属金,肺经的实证可取输穴中属水的合穴(尺泽)以泻之。因金生水,水为金之子,故取尺泽合"实则泻其子"之义。若治疗肺的虚证,则应按"虚者补其母"的方法取穴,土生金,土为金之母,故选取肺经五输穴中属土的穴位(大渊)以补之。

他经子母补泻取穴法:如肺经实证者,可取肾经的阴谷穴,肺属金,肾属水,取肾经是取其子经,再取其子经上属水的子穴阴谷;若肺经虚证者,可取脾经的太白穴,肺属金,脾属土,取脾经是取其母经,再取其母经上属土的母穴太白。

3 按时选用

天人相应是中医整体观念的重要内容,经脉的气血运行和流注也与季节和每日时辰的变化密切相关。《难经·七十四难》云:"春刺井,夏刺荥,季夏刺俞,秋刺经,冬刺合。"这实质上是根据手足三阴经的五输穴均以井木为始,与一年的季节顺序相应而提出的季节选穴法。子午流注针法则是根据一日之中十二经脉气血盛衰开合的时间而选用不同的五输穴。

什么是原穴、络穴

原穴

原穴是脏腑原气输注和留止于十二经脉四肢部的腧穴，它与脏腑的原气有着密切的联系。阴经的原穴与其五输穴中的输穴相同，而阳经的原穴与输穴不同。《难经·六十六难》曰："三焦者，原气之别使也，主通行原气，经历于五脏六腑。"三焦为原气的别使，三焦之气导源于肾间动气，输布全身，调和内外，宣导上下，关系着脏腑气化功能，而原穴正是其流注的部位。《灵枢·九针十二原》指出："五脏六腑之有疾者，皆取其原也。"因此原穴可以治疗相关脏腑的疾病，也可协助诊断。

十二经原穴

经脉	原穴
手太阴肺经	太渊
手厥阴心包经	大陵
手少阴心经	神门
足太阴脾经	太白
足厥阴肝经	太冲
足少阴肾经	太溪
手阳明大肠经	合谷
手少阳三焦经	阳池

经脉	原穴
手太阳小肠经	腕骨
足阳明胃经	冲阳
足少阳胆经	丘墟
足太阳膀胱经	京骨

原穴穴歌

胆出丘墟肝太冲，小肠腕骨是原中，
心出神门原内过，胃原冲阳气可通，
脾出太白肠合谷，肺原本出太渊同，
膀胱京骨阳池焦，肾出太溪包大陵。

络穴

络穴是络脉由经脉别出部位的腧穴，也是表里两经联络之处。由于十二络脉具有加强十二经脉中表里经之间联系的作用，因此，络穴又可治疗表里两经的病证，除此之外，还有任脉络穴鸠尾、督脉络穴长强、脾之大络大包穴，分别起沟通腹部、头部、胸部经气的作用。

十二经络穴

经脉	络穴
手太阴肺经	列缺
手厥阴心包经	内关

续表

经脉	络穴
手少阴心经	通里
足太阴脾经	公孙
足厥阴肝经	蠡沟
足少阴肾经	大钟
手阳明大肠经	偏历
手少阳三焦经	外关
手太阳小肠经	支正
足阳明胃经	丰隆
足少阳胆经	光明
足太阳膀胱经	飞扬

络穴穴歌

肺经列缺胃丰隆，通里心经肾大钟，
支正小肠大偏历，内关包肝蠡沟逢，
飞扬膀胱三焦外，胆是光明别络崇，
督脉长强任鸠尾，公孙脾络大包同。

原络配穴法

临床上常把先病经脉的原穴和后病的表里经脉络穴相配合，称为原络配穴法，是表里经配穴法的典型实例。相表里脏腑经络同病，先病者为主，取本经原穴（主穴），后病者为客，取相表里经脉络穴（客穴），故"原络配穴"又称"主客原络配穴"，属表里配穴法的一种。

◇举例 如肺经先病，即先取其经的原穴太渊，大肠后病，再取其经的络穴偏历。反之，若大肠先病，即先取其经的原穴合谷，肺经后病，再取其经的络穴列缺。

什么是郄穴、下合穴

郄穴

"郄"是空隙的意思，郄穴是十二经脉和奇经八脉中的阴跷、阳跷、阴维、阳维四脉之经气深聚的部位。

郄穴是治疗本经和相应脏腑病证的重要穴位，尤其在治疗急症方面有独特的疗效。如肺病咳血，取肺经郄穴孔最；急性胃脘痛，取胃经郄穴梁丘等。另外，脏腑疾患也可在相应的郄穴上出现疼痛或压痛，有助于诊断。

十六经郄穴

经脉	郄穴
手太阴肺经	孔最
手厥阴心包经	郄门
手少阴心经	阴郄
足太阴脾经	地机
足厥阴肝经	中都
足少阴肾经	水泉
阴维脉	筑宾
阴跷脉	交信
手阳明大肠经	温溜
手少阳三焦经	会宗

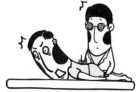

经脉	郄穴
手太阳小肠经	养老
足阳明胃经	梁丘
足少阳胆经	外丘
足太阳膀胱经	金门
阳维脉	阳交
阳跷脉	跗阳

郄穴穴歌

郄穴孔隙义，本是气血集，病症反应点，临床能救急，
肺向孔最取，大肠温溜别，胃经是梁丘，脾主地机宜，
心经取阴郄，小肠养老名，膀胱求金门，肾向水泉觅，
心包郄门寻，三焦会宗居，胆经外丘必，肝经中都立，
阳维系阳交，阴维筑宾取，阳跷走跗阳，阴跷交信必。

下合穴

　　下合穴是六腑之气下合于足三阳经的腧穴，又称六腑下合穴。

　　下合穴主要用于治疗六腑疾病。《灵枢·邪气脏腑病形》指出"合治内腑"的理论，概括了下合穴的主治特点。胃、胆、膀胱三腑的下合穴与本经五输穴中的合穴同名同位，即足三里、阳陵泉、委中；大肠、小肠、三焦三腑的下合

穴与本经五输穴中的合穴不同名不同位，即上巨虚、下巨虚、委阳。临床上，与六腑相关病证的治疗均可选用各自相应的下合穴治疗。如大肠合于上巨虚，治疗大肠病证可取上巨虚，胆合于阳陵泉，治疗胆的病证可取阳陵泉。

下合穴及归经

六腑	下合穴	归经
胃	足三里	
大肠	上巨虚	足阳明胃经
小肠	下巨虚	
胆	阳陵泉	足少阳胆经
膀胱	委中	
三焦	委阳	足太阳膀胱经

下合穴穴歌

大肠下合上巨虚，小肠下合下巨虚，
膀胱委中胆阳陵，三焦委阳胃三里。

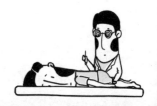

什么是俞募穴

俞募穴是俞穴和募穴的合称。

背俞穴是脏腑之气输注于背腰部的腧穴，又称"俞穴"，均位于背腰部的膀胱经第1侧线上。

募穴是脏腑之气汇聚于胸腹部的腧穴，均位于胸腹部，故又称"腹募穴"。

脏腑的背俞穴与募穴

脏腑的背俞穴和募穴

脏腑	背俞穴	募穴
肺	肺俞	中府
心包	厥阴俞	膻中
心	心俞	巨阙
脾	脾俞	章门
肝	肝俞	期门
肾	肾俞	京门
大肠	大肠俞	天枢
三焦	三焦俞	石门
小肠	小肠俞	关元
胃	胃俞	中脘

续表

脏腑	背俞穴	募穴
胆	胆俞	日月
膀胱	膀胱俞	中极

俞穴穴歌

胸三肺俞厥阴四，心五肝九胆十临，十一脾俞十二胃，腰一三焦腰二肾，腰四骶一大小肠，膀胱骶二椎外寻。

募穴穴歌

大肠天枢肺中府，小肠关元心巨阙，膀胱中极肾京门，肝募期门胆日月，胃中脘兮脾章门，包膻三焦石门穴。

俞募穴的主治作用

由于背俞穴和募穴都是脏腑之气输注和汇聚的部位，在分布上大致与对应的脏腑所在部位的上下排列相近，因此，主要用于治疗相关脏腑的病变。

举例 如肺热咳嗽，可泻肺之背俞穴肺俞；寒邪犯胃出现的胃痛，可灸胃之募穴中脘。

背俞穴和募穴还可用于治疗与对应脏腑经络相联属的组织器官疾患。

举例 如肝开窍于目，主筋，目疾、筋病可选肝俞；肾

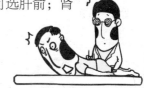

开窍于耳，耳疾可选肾俞。俞为阳，是阴病行阳的重要处所；募为阴，是阳病行阴的重要处所。

《灵枢·卫气》载："请言气街……气在胸者，止之膺与背腧。气在腹者，止之背腧，与冲脉于脐左右之动脉者。"脏腑之气可以通过气街与各自俞募穴保持密切关系。当某一脏腑发生病变时，常在其相应的俞募穴处出现疼痛或过敏等病理性反应。因此，临床上可通过观察、触扪俞募穴处的异常变化，来诊断相应脏腑疾病，又可利用针刺、艾灸作用于俞募穴治疗相应脏腑疾病。

俞穴和募穴常配伍运用。

◦**举例**《素问·奇病论篇》载："口苦者……此人者数谋虑不决，故胆虚，气上逆而口为之苦。治之以胆募俞。"

俞穴和募穴主治作用各有一定特点，一般而言，脏病、虚证多取俞穴；腑病、实证多取募穴。五脏虚损，取相应背俞穴以补之；六腑实满，取相应腹募穴以泻之。

此外，俞募穴单穴独用还可治疗与脏腑经络相联属的组织器官的病证。

◦**举例** 如取肝俞治疗目疾，取肾俞治疗耳疾等。

什么是八会穴、八脉交会穴

八会穴

八会穴是指脏、腑、气、血、筋、脉、骨、髓之精气所聚会的8个腧穴。八会穴即脏会章门，腑会中脘，气会膻中，血会膈俞，筋会阳陵泉，脉会太渊，骨会大杼，髓会绝骨。

这8个腧穴虽分属于不同经脉，但均对各自相应的脏、腑、气、血、筋、脉、骨、髓相关的病证有特殊的治疗作用，临床上常把其作为治疗这些病证的主要穴位。

举例 如六腑之病，可取腑之会穴中脘；血证，可取血之会穴膈俞；筋病，可取筋之会穴阳陵泉；脉病，可取脉之会穴太渊等。

此外，《难经·四十五难》曰："热病在内者，取其会之气穴也。"提示八会穴还可以治疗某些热病。

八会穴

八会	穴名	所属经脉
脏会	章门	肝经
腑会	中脘	任脉
气会	膻中	任脉
血会	膈俞	膀胱经

八会	穴名	所属经脉
筋会	阳陵泉	胆经
脉会	太渊	肺经
骨会	大杼	膀胱经
髓会	绝骨	胆经

八会穴穴歌

腑会中脘脏章门，髓会绝骨筋阳陵，

骨会大杼血膈俞，气膻中兮脉太渊。

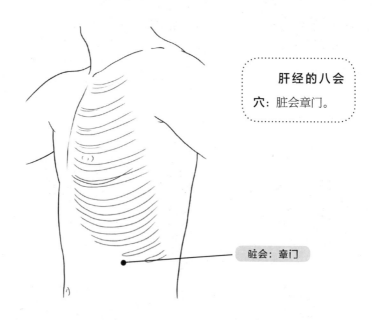

肝经的八会

穴：脏会章门。

脏会：章门

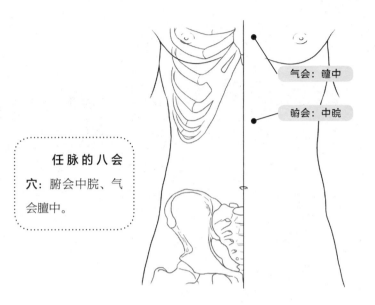

气会：膻中

腑会：中脘

任脉的八会穴：腑会中脘、气会膻中。

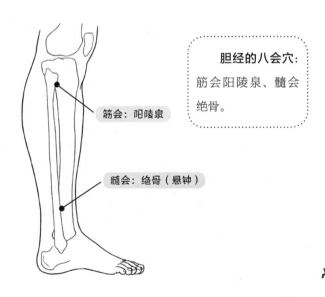

筋会：阳陵泉

髓会：绝骨（悬钟）

胆经的八会穴：筋会阳陵泉、髓会绝骨。

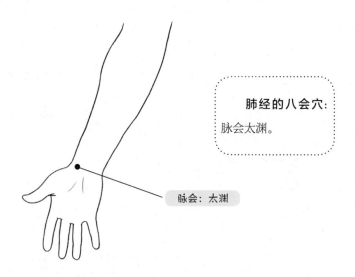

肺经的八会穴：
脉会太渊。

脉会：太渊

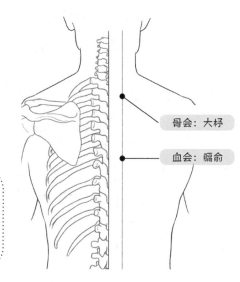

骨会：大杼

血会：膈俞

膀胱经的八会穴：血会膈俞、骨会大杼。

八脉交会穴

八脉交会穴是奇经八脉与十二经脉之气相交会的 8 个腧穴，又称"交经八穴"。八脉交会穴分别与相应的奇经八脉经气相通。《医学入门》曰："周身三百六十穴，统于手足六十六穴，六十六穴又统于八穴。"这里的"八穴"就是指八脉交会穴。

临床上八脉交会穴具有主治奇经病证的作用。临床应用时，可以单独治疗各自相通的奇经病证。

〈举例〉如脊柱强痛、角弓反张等督脉病证，可取通于督脉的后溪穴；胸腹气逆而拘急的冲脉病证，可取通于冲脉的公孙穴。

同时按一定的原则两穴配伍，可以治疗脉相合部位病证。

〈举例〉如公孙通冲脉，内关通阴维脉，两穴配伍可治疗冲脉、阴维脉相合部位（心、胸、胃部）病证；后溪通督脉，申脉通阳跷脉，两穴配合可以治疗督脉、阳跷脉相合部位（目内眦、颈项、身、肩部）病证，属于上下配穴法。

交会穴具有治疗交会经脉疾病的特点。临床上常选用交会穴治疗多经病证。

〈举例〉如三阴交既是足太阴脾经腧穴，又是任脉、足三阴经之交会穴，故不仅能治疗任脉病证，也可治疗足三阴经病证。

历代文献对交会穴的记载略有不同，但绝大部分内容出自《针灸甲乙经》，该书所载十二正经与奇经八脉的交会穴共有94个。

八脉交会穴是古人在临床实践中总结出的可治疗奇经八脉病证的8个腧穴，认为这8个腧穴分别与相应的奇经八脉经气相通。

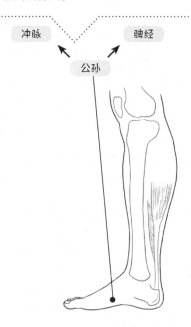

公孙是冲脉和脾经的交会穴，胸腹气逆而拘急的冲脉病证，可取通于冲脉的公孙穴。

冲脉　　脾经

公孙

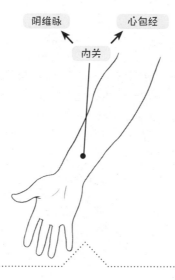

内关是阴维脉与心包经的交会穴，按一定的原则两穴配伍，可以治疗脉相合部位病证。如公孙通冲脉，内关通阴维脉。

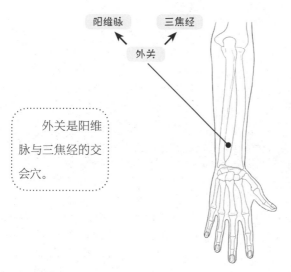

外关是阳维脉与三焦经的交会穴。

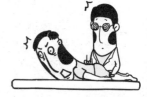

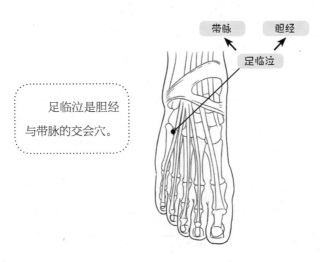

带脉 胆经

足临泣

足临泣是胆经
与带脉的交会穴。

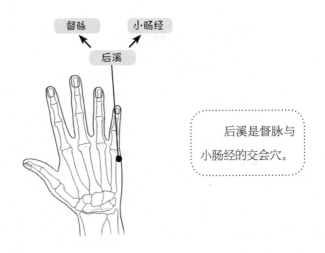

督脉 小肠经

后溪

后溪是督脉与
小肠经的交会穴。

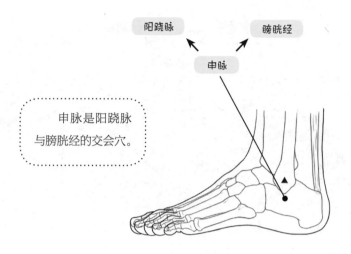

申脉是阳跷脉
与膀胱经的交会穴。

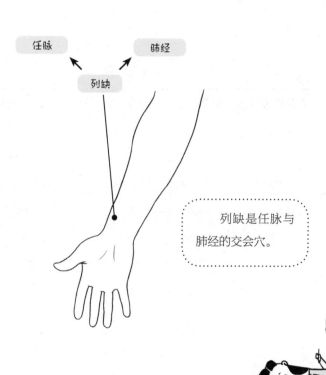

列缺是任脉与
肺经的交会穴。

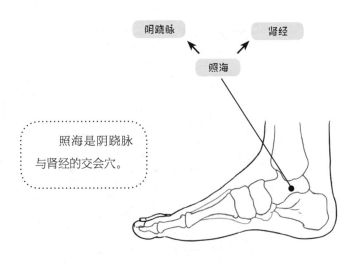

阴跷脉　　　肾经

照海

照海是阴跷脉
与肾经的交会穴。

八脉交会穴

八脉交会穴	所属经脉	通八脉	会合部位
公孙	足太阴脾经	冲脉	心、胸、胃
内关	手厥阴心包经	阴维脉	
外关	手少阳三焦经	阳维脉	目外眦、颊、颈、耳后、肩部
足临泣	足少阳胆经	带脉	
后溪	手太阳小肠经	督脉	目内眦、颈项、肩胛
申脉	足太阳膀胱经	阳跷脉	
列缺	手太阴肺经	任脉	喉咙、胸、肺、膈
照海	足少阴肾经	阴跷脉	

❈ 八脉交会穴穴歌 ❈

公孙冲脉心胸胃，内关阴维下总同，

临泣胆经连带脉，阳维目锐外关逢，

后溪督脉内眦颈，申脉阳跷络亦通，

列缺任脉行肺系，阴跷照海膈喉咙。

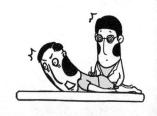

第四章

走近十四经腧穴，
掌握针灸核心内容

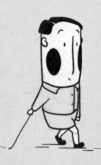

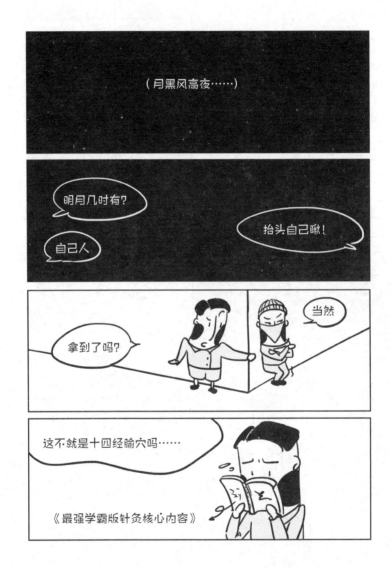

十四经穴的定位与
主治疾病

十四经脉为十二经脉及督脉、任脉的总称。十二经脉是经络系统中的重要组成部分，各条经脉的分布部位有一定的规律，每条经脉都有内属脏腑与外络肢节两个部分，每条经脉隶属于一个内脏，在脏与脏之间有表（腑）里（脏）相互属、络关系，即每条经脉在经气发生病理变化时都有其特殊的症候群表现，各条经脉在体表相应处都有腧穴的分布等。

各经脉对于维持人体生命活动，调整机体虚实，治疗疾病等方面有重要的意义。

十四经脉的主治疾病规律

经名	本经主治	二经相同主治	三经相同主治
手太阴经	肺、喉病		胸部病
手厥阴经	心、胃病	神志病	
手少阴经	心病		
手阳明经	前头、鼻、口、齿病		咽喉病、热病
手少阳经	侧头、胁肋病	眼、耳病	
手太阳经	后头、肩胛、神志病		

经名	本经主治	二经相同主治	三经相同主治
足阳明经	前头、口、齿、咽喉、胃肠病		神志病、热病
足少阳经	侧头、耳、项、胁肋、胆病	眼病	
足太阳经	后头、项、背腰、肛肠病		
足太阴经	脾胃病		腹部病、妇科病
足厥阴经	肝病	前阴病	
足少阴经	肾、肺、咽喉病		
任脉	回阳、固脱、强壮作用	神志病、脏腑病、妇科病	
督脉	中风、昏迷、热病、头面病		

手太阴肺经

1 循行部位

手太阴肺经起于中焦，下络大肠，复返向上沿胃的上口，穿过横膈膜，直属于肺，上至气管、喉咙，沿锁骨横行至腋下（中府、云门），沿上肢内侧前缘下行，至肘中，沿前臂内侧桡骨边缘进入寸口，经大鱼际部，至拇指桡侧尖端（少商）。

2 分支

从腕后（列缺）分出，前行至食指桡侧尖端（商阳），
与手阳明大肠经相接。

3 联系脏腑

属肺，络大肠，通过横膈，与胃等有联系。

4 主治病候

主治咽喉、胸、肺部疾病，以及经脉循行位置的病症。
如咳嗽，气喘，咳血，伤风，胸部胀满，咽喉肿痛，手臂
内侧前缘痛，肩背部寒冷疼痛等。

咳嗽

气喘

咽喉肿痛

手太阴肺经腧穴

穴名	定位	功能	主治
中府	在胸部，横平第1肋间隙，锁骨下窝外侧，前正中线旁开6寸	止咳平喘，清肺泄热，补气健脾	咳嗽，气喘，胸痛，肩臂痛，支气管炎
云门	在胸部，锁骨下窝凹陷中，肩胛骨喙突内缘，前正中线旁开6寸	肃肺理气，泄四肢热	咳嗽，气喘，胸痛，肩痛

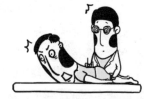

穴名	定位	功能	主治
天府	在臂前区，腋前纹头下3寸，肱二头肌桡侧缘处	疏调肺气，镇惊止血	咳嗽，气喘，健忘，煤气中毒，鼻出血，吐血，肩臂疼痛
侠白	在臂前区，腋前纹头下4寸，肱二头肌桡侧缘处	宣肺理气，宽胸和胃	咳嗽，气喘，胸闷，上臂内侧神经痛
尺泽	在肘区，肘横纹上，肱二头肌腱桡侧缘凹陷中	滋阴润肺，止咳降逆	咳嗽，气喘，咽喉肿痛，小儿惊风，吐泻，肘臂痉挛疼痛
孔最	在前臂前区，腕掌侧远端横纹上7寸，尺泽与太渊连线上	清热解毒，降逆止血	咳嗽，气喘，咯血，失音，咽喉肿痛，痔疮
列缺	在前臂，腕掌侧远端横纹上1.5寸，拇短伸肌腱与拇长展肌腱之间，拇长展肌腱沟的凹陷中	祛风散邪，通调任脉	咳嗽，气喘，偏头痛，颈椎病，咽喉痛，手腕无力
经渠	在前臂前区，腕掌侧远端横纹上1寸，桡骨茎突与桡动脉之间	宣肺平喘，开胸顺气	咳嗽，气喘，咽喉疼痛，胸背痛，手腕痛，气管炎
太渊	在腕前区，桡骨茎突与舟状骨之间，拇长展肌腱尺侧凹陷中	止咳化痰，通调血脉，健脾益气	咳嗽，气喘，咽喉疼痛，失音，胸闷，心痛，头痛，牙痛，口眼歪斜，手腕疼痛无力，呕吐，遗尿，糖尿病

续表

穴名	定位	功能	主治
鱼际	在手外侧，第1掌骨桡侧中点赤白肉际处	疏风清热，宣肺利咽	咳血，扁桃体炎，头痛，乳腺炎，手指痛，心悸，小儿单纯性消化不良
少商	在手指，拇指末节桡侧，指甲根角侧上方0.1寸（指寸）	清热解表，通利咽喉，醒神开窍	咽喉肿痛，中风，中暑，昏厥，发热，癫狂，瘛病

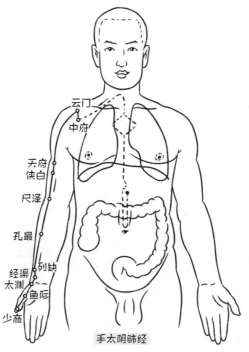

手太阴肺经

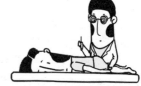

手阳明大肠经

1 循行部位

手阳明大肠经起于食指桡侧尖端（商阳），沿食指桡侧上行，经过合谷（第1、2掌骨之间）进入两筋（拇长伸肌腱和拇短伸肌腱）之间，沿上肢外侧前缘，上行至肩前，经肩髃穴（肩峰部），过肩后，至项后与督脉的大椎穴（第7颈椎棘突下）处相会，前行内入足阳明经的缺盆穴（锁骨上窝），络于肺，下行通过横膈，属于大肠。

2 分支

从缺盆上行，经颈旁（天鼎、扶突）至面颊，入下齿龈中，复返出来夹口角，通过足阳明胃经地仓穴，绕至上唇鼻中央督脉的水沟穴（人中），左脉右行，右脉左行，分别至鼻孔两旁（迎香），与足阳明胃经相接。

3 联系脏腑

属大肠，络肺，并与胃有直接联系。

4 主治病候

主治头面部、五官、咽喉等疾病，热病及经脉循行位置的病症。如腹痛，肠鸣，泄泻，便秘，痢疾，咽喉肿痛，齿痛，鼻流清涕或出血以及本经循行位置疼痛热肿或寒冷等。

便秘

咽喉肿痛

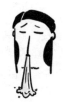

鼻流清涕或出血

手阳明大肠经腧穴

穴名	定位	功能	主治
商阳	在手指，食指末节桡侧，指甲根角侧上方 0.1 寸（指寸）	清热解表，开窍苏厥	咽喉肿痛，中风昏迷，牙痛
二间	在手指，第 2 掌指关节桡侧远端赤白肉际处	解表清热，通利咽喉	目痛，目黄，齿痛口干，口眼歪斜，食指屈伸不利、疼痛，肩背痛
三间	在手指，第 2 掌指关节桡侧近端凹陷中	清泄热邪，止痛利咽	眼睑痒痛，咽喉肿痛，胸闷，气喘，手指肿痛

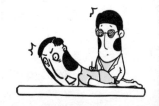

穴名	定位	功能	主治
合谷	在手背，第2掌骨桡侧的中点处	镇静止痛，通经活络，解表泄热	头痛，鼻塞，耳聋耳鸣，咽喉肿痛，口疮，口眼歪斜，便秘，痢疾，月经不调，痛经，经闭，皮肤瘙痒，荨麻疹
阳溪	在腕区，腕背侧远端横纹桡侧，桡骨茎突远端，解剖学"鼻咽窝"凹陷中	清热散风，舒筋利节	头痛，耳聋，耳鸣，齿痛，咽喉肿痛，目赤肿痛
偏历	在前臂，腕背侧远端横纹上3寸，阳溪与曲池连线上	清热利尿，通经活络	头痛，目赤肿痛，耳聋，耳鸣，齿痛，咽喉肿痛
温溜	在前臂，腕横纹上5寸，阳溪与曲池连线上	理肠胃，清邪热	头痛，肩背痛，肠鸣腹痛，癫、狂、痫
下廉	在前臂，肘横纹下4寸，阳溪与曲池连线上	调肠胃，清邪热，通经络	腹痛，腹胀，吐泻，手肘肩无力，气喘，乳腺炎
上廉	在前臂，肘横纹下3寸，阳溪与曲池连线上	调肠腑，通经络	腹痛，腹胀，吐泻，肠鸣，头痛，眩晕，手臂肩膀肿痛
手三里	在前臂，肘横纹下2寸，阳溪与曲池连线上	通经活络，清热明目，理气通腑	腹痛，腹胀，呕吐，泄泻，齿痛，面颊肿痛，腰痛，肩臂痛

续表

穴名	定位	功能	主治
曲池	在肘区，尺泽与肱骨外上髁上连线的中点处	清热祛风，调和营血，降逆活络	咽喉肿痛，咳嗽，气喘，腹痛，齿痛，目赤痛，头痛，高血压
肘髎	在肘区，肱骨外上髁上缘，髁上嵴的前缘	通经活络	肩臂疼痛，上肢麻木，嗜睡
手五里	在臂部，肘横纹上 3 寸，曲池与肩连线上	理气散结，通经活络	胃痛，嗜睡，手臂痛，咳嗽，疟疾
臂臑	在臂部，曲池上 7 寸，三角肌前缘处	清热明目，祛风通络	肩臂疼痛，肩周炎
肩髃	在肩峰前下方，当肩峰与肱骨大结节之间凹陷处	通利关节，疏散风热	肩臂疼痛，半身不遂，乳腺炎
巨骨	在肩胛区，锁骨肩峰端与肩胛冈之间凹陷中	通经活络	肩臂疼痛，半身不遂，吐血，皮炎
天鼎	在颈部，横平环状软骨，胸锁乳突肌后缘	清咽散结，理气化痰	咳嗽，气喘，咽喉肿痛，梅核气
扶突	在胸锁乳突区，横平喉结，当胸锁乳突肌的前、后缘中间	清咽散结，理气化痰	咳嗽，气喘，咽喉肿痛，呃逆

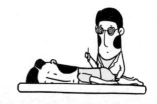

穴名	定位	功能	主治
口禾髎	在面部，横平人中沟上 1/3 与下 2/3 交点，鼻孔外缘直下	祛风开窍	鼻塞流涕，流鼻血，面瘫，面肌痉挛，腮腺炎
迎香	在面部，鼻翼外缘中点，鼻唇沟中	通窍祛风，理气止痛	鼻塞，不闻香臭，面瘫，面肌痉挛，面痒，便秘

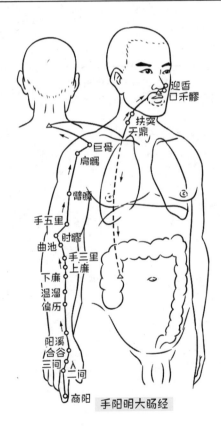

手阳明大肠经

手阳明大肠经穴歌

手阳明穴起商阳，二间三间合谷藏，
阳溪偏历复温溜，下廉上廉三里长，
曲池肘髎五里近，臂臑肩髃巨骨当，
天鼎扶突禾髎接，鼻旁五分号迎香。

足阳明胃经

1 循行部位

足阳明胃经起于鼻翼两侧（迎香），上行至鼻根部，旁行入眼内角会足太阳膀胱经（睛明），向下沿鼻的外侧（承泣、四白），进入上齿龈内，复出绕过口角左右相交于颏唇沟（承浆），再向后沿下颌出大迎穴，沿下颌角（颊车）上行耳前，经颧弓上行，沿前发际到达前额（神庭）。

2 分支

面部分支：从大迎穴前方下行至人迎穴，沿喉咙旁进入缺盆，向下通过横膈，属于胃（会任脉的上脘、中脘），络于脾。

缺盆部直行脉：从缺盆下行，沿乳中线下行，夹脐两旁（沿中线旁开2寸），进入少腹两侧（气冲）。

胃下口分支：从胃下口幽门处附近分出，沿腹腔深层，下行至气冲穴，与来自缺盆的直行脉会合于气冲。再由此斜向下行至大腿前侧（髀关）；沿下肢外侧前缘，经过膝部，沿胫骨外侧前缘下行至足背，进入第二足趾外侧（厉兑）。

胫部分支：从膝下3寸足三里分出，下行至第3足趾外侧端。

足背分支：从足背（冲阳）分出，进入足大趾内侧（隐白），与足太阴脾经相接。

3 联系脏腑

属胃，络脾，并与心、小肠有直接联系。

4 主治病候

主治胃肠病，头面、五官病，神志病及经脉循行所经过部位的病症。如肠鸣腹泻，水肿，胃痛，咽喉肿痛，呕吐，口渴，消谷善饥，鼻衄，热病，癫狂痫以及本经所经过部位的疼痛等。

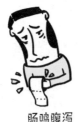
肠鸣腹泻

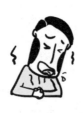
呕吐

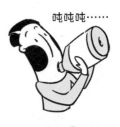
口渴

足阳明胃经腧穴

穴名	定位	功能	主治
承泣	在面部，眼球与眶下缘之间，瞳孔直下	散风清热，明目止泪	目赤肿痛，迎风流泪，口眼歪斜

续表

穴名	定位	功能	主治
四白	在面部，眶下孔处	祛风明目，通经活络	目赤痛痒，迎风流泪，口眼歪斜
巨髎	在面部，横平鼻翼下缘，瞳孔直下	清风息风，明目退翳	口眼歪斜，牙痛，唇颊肿
地仓	在面部，当口角旁开0.4寸（指寸）	祛风止痛，舒筋活络	口角歪斜，流涎，牙痛，面颊肿
大迎	在面部，下颌角前方，咬肌附着部的前缘凹陷中，面动脉搏动处	祛风通络，消肿止痛	口角歪斜，牙痛，颈痛
颊车	在面部，下颌角前上方1横指（中指）	祛风清热，开关通络	口眼歪斜，颊肿，齿痛，颈椎病
下关	在面部，颧弓下缘中央与下颌切迹之间凹陷处	消肿止痛，益气聪耳，通关利窍	牙齿痛，耳聋，耳鸣，眩晕，中耳炎，聋哑
头维	在头部，额角发际直上0.5寸，头正中线旁开4.5寸处	清头明目，止痛镇痉	偏正头痛，目痛，迎风流泪，视物不明，呕吐，心胸烦满
人迎	在颈部，横平喉结，胸锁乳突肌前缘，颈总动脉搏动处	利咽散结，理气降逆	咽喉肿痛，食欲不振，头痛，眩晕
水突	在颈部，横平环状软骨，胸锁乳突肌的前缘	清热利咽，降逆平喘	咳嗽，咽喉肿痛，呕吐，饮食难下
气舍	在胸锁乳突肌区，锁骨上小窝，锁骨胸骨端上缘，胸锁乳突肌的胸骨头与锁骨头中间的凹陷中	清咽利肺，理气散结	咳嗽，咽喉肿痛，颈部强痛，吐逆，饮食难下

穴名	定位	功能	主治
缺盆	在颈外侧区，锁骨上大窝，锁骨上缘凹陷中，前正中线旁开4寸	宽胸利膈，止咳平喘	咳嗽，气喘，咽喉肿痛，肩痛，上肢麻痹，腰痛
气户	在胸部，锁骨下缘，前正中线旁开4寸	理气宽胸，止咳平喘	胸背痛，咳嗽，呃逆
库房	在胸部，第1肋间隙，前正中线旁开4寸	理气宽胸，清热化痰	胸胁胀痛，咳嗽喘息
屋翳	在胸部，第2肋间隙，前正中线旁开4寸	止咳化痰，消痈止痒	咳嗽，气喘，乳腺炎
膺窗	在胸部，第3肋间隙，前正中线旁开4寸	止咳宁嗽，消肿清热	咳嗽，气喘，乳腺炎
乳中	在胸部，乳头中央	胸部取穴标志	通常不用于治疗
乳根	在胸部，第5肋间隙，前正中线旁开4寸	通乳化瘀，宣肺利气	胸痛，胸闷，咳喘乳汁不足，乳腺炎
不容	在上腹部，脐中上6寸，前正中线旁开2寸	调中和胃，理气止痛	腹胀，胃痛，呕吐，食欲不振
承满	在上腹部，脐中上5寸，前正中线旁开2寸	理气和胃，降逆止呕	胃痛，呕吐，腹胀，肠鸣，食欲不振
梁门	在上腹部，脐中上4寸，前正中线旁开2寸	和胃理气，健脾调中	胃痛，呕吐，腹胀，肠鸣，食欲不振，呕血
关门	在上腹部，脐中上3寸，前正中线旁开2寸	调理肠胃，利水消肿	胃痛，呕吐，腹胀，肠鸣，食欲不振

续表

穴名	定位	功能	主治
太乙	在腹部，脐中上2寸，前正中线旁开2寸	涤痰开窍，镇惊安神，健脾益气，和胃消食	胃痛，呕吐，腹胀，肠鸣，食欲不振
滑肉门	在上腹部，脐中上1寸，前正中线旁开2寸	涤痰开窍，镇惊安神，理气和胃，降逆止呕	胃痛，呕吐，腹胀，肠鸣，食欲不振
天枢	在腹部，横平脐中，前正中线旁开2寸	调中和胃，理气健脾	呕吐，食欲不振，便秘，痛经，癫痫，头痛，眩晕，荨麻疹，腰痛
外陵	在下腹部，脐中下1寸，前正中线旁开2寸	和胃化湿，理气止痛	胃脘痛，腹痛，腹胀，疝气，痛经
大巨	在下腹部，脐中下2寸，前正中线旁开2寸	调肠胃，固肾气	便秘，腹痛，遗精，早泄，阳痿，疝气，小便不利
水道	在下腹部，脐中下3寸，前正中线旁开2寸	利水消肿，调经止痛	便秘，腹痛，小腹胀痛，痛经，小便不利
归来	在下腹部，脐中下4寸，前下中线旁开2寸	活血化瘀，调经止痛	腹痛，阴囊上缩入腹，疝气，闭经，白带
气冲	在腹股沟区，耻骨联合上缘，前正中线旁开2寸，动脉搏动处	调经血，舒宗筋，理气止痛	阳痿，疝气，不孕，腹痛，月经不调

穴名	定位	功能	主治
髀关	在股前区，股直肌近端、缝匠肌与阔筋膜张肌3条肌肉之间凹陷中	强腰膝，通经络	腰膝疼痛，下肢酸软麻木
伏兔	在股前区，髌底上6寸，髂前上棘与髌底外侧端的连线上	散寒化湿，疏通经络	腰膝疼痛，下肢酸软麻木，足麻不仁
阴市	在股前区，髌底上3寸，股直肌肌腱外侧缘	温经散寒，理气止痛	腿膝冷痛，麻痹，下肢不遂
梁丘	在股前区，髌底上2寸，股外侧肌与股直肌肌腱之间	理气和胃，通经活络	胃痛，泄泻，膝足腰痛
犊鼻	在膝前区，髌韧带外侧凹陷中	通经活络，消肿止痛	腰膝疼痛，冷痹不仁
足三里	在小腿前外侧，犊鼻下3寸，犊鼻与解溪连线上	健脾和胃，扶正培元，通经活络，升降气机	胃痛，呕吐，腹胀，肠鸣，消化不良，便秘，痢疾，心悸气短，乳腺炎，头晕，耳鸣，眼目诸疾
上巨虚	在小腿外侧，当犊鼻下6寸，距胫骨前缘1横指（中指）	调和肠胃，通经活络	泄泻，便秘，腹胀，肠鸣，肠痈
条口	在小腿外侧，犊鼻下8寸，犊鼻与解溪连线上	舒筋活络，理气和中	脘腹疼痛，痢疾，泄泻，便秘，腹胀，小腿冷痛，肩背疼痛

续表

穴名	定位	功能	主治
下巨虚	在小腿外侧，犊鼻下9寸，犊鼻与解溪连线上	调肠胃，通经络，安神志	肠鸣腹痛，腰膝酸痛，乳腺炎
丰隆	在小腿外侧，外踝尖上8寸，胫骨前肌的外缘	健脾化痰，和胃降逆，通便开窍	胃痛，癫狂，梅核气，哮喘
解溪	在踝区，踝关节前面中央凹陷中，拇长伸肌腱与趾长伸肌腱之间	舒筋活络，清胃化痰，镇惊安神	头面浮肿，头痛，眩晕，便秘，下肢痿痹
冲阳	在足背，第2跖骨基底部与中间楔状骨关节处，可触及足背动脉	和胃化痰，通络宁神	头重，头痛，口眼歪斜，压痛，胃痛，足背红肿
陷谷	在足背，第2、3跖骨间，第2跖趾关节近端凹陷中	清热解表，和胃行水，理气止痛	肠鸣腹痛，面目浮肿，水肿，足背肿痛
内庭	在足背，第2、3趾间，趾蹼缘后方赤白肉际处	清胃泻火，理气止痛	腹痛，腹胀，泄泻，牙痛，失眠多梦，足背肿痛
厉兑	在足趾，第2趾末节外侧，趾甲根角侧后方0.1寸（指寸）	清热和胃，苏厥醒神，通经活络	口眼歪斜，齿痛，鼻流黄涕，神经衰弱，消化不良，足痛

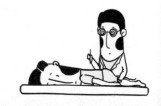

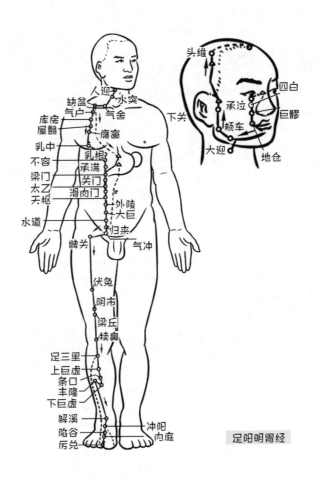

足阳明胃经

足阳明胃经穴歌

四十五穴足阳明，承泣四白巨髎经，

地仓大迎颊车对，下关头维对人迎，

水突气舍连缺盆，气户库房屋翳屯，

膺窗乳中连乳根，不容承满及梁门，

关门太乙滑肉门，天枢外陵大巨存，

水道归来气冲次，髀关伏兔走阴市，

梁丘犊鼻足三里，上巨虚连条口位，

下巨虚穴上丰隆，解溪冲阳陷谷中，

下行内庭厉兑穴，大趾次趾之终端。

足太阴脾经

1 循行部位

足太阴脾经起于足大趾内侧端（隐白），沿足内侧赤白肉际上行，经内踝前面（商丘），上小腿内侧，沿胫骨后缘上行，至内踝上 8 寸处（漏谷），走出足厥阴肝经前面，经膝股内侧前缘至冲门穴，进入腹部，属脾络胃，向上通过横膈，夹食管旁（络大包，会中府），连于舌根，散于舌下。

2 分支

从胃部分出，向上通过横膈，于任脉的膻中穴处注入心中，与手少阴心经相接。

3 联系脏腑

属脾，络胃，并与心、肺等有直接联系。

4 主治病候

主治脾胃病、妇科病、前阴病及经脉循行位置的病症。如胃脘痛、食欲不振，呕吐嗳气，腹胀便溏，黄疸，身重无力，舌根强痛，下肢内侧肿胀，厥冷等。

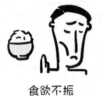
食欲不振

腹胀便溏

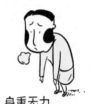
身重无力

足太阴脾经腧穴

穴名	定位	功能	主治
隐白	在足趾，大趾末节内侧，趾甲根角侧后方0.1寸（指寸）	调经统血，健脾回阳	月经过多，腹胀，多梦，癫狂
大都	在足趾，第1跖趾关节远端赤白肉际凹陷中	泄热止痛，健脾和中	腹胀，腹痛，胃痛，便秘，小儿惊厥
太白	在跖区，第1跖趾关节近端赤白肉际凹陷中	健脾和胃，清热化湿	胃痛，腹胀，腹痛，泄泻，便秘，足痛
公孙	在跖区，当第1跖骨底的前下缘赤白肉际处	健脾胃，调冲任	腹痛，胃痛，泄泻，痢疾，痛经，失眠
商丘	在踝区，内踝前下方，舟骨粗隆与内踝尖连线中点凹陷中	健脾化湿，通调肠胃	呕吐，泄泻，便秘，小儿惊风，足踝痛，乳腺炎

续表

穴名	定位	功能	主治
三阴交	在小腿内侧，内踝尖上3寸，胫骨内侧缘后际	健脾胃，益肝肾，调经带	脾胃虚弱，腹痛，胃痛，水肿，男科疾病，妇科疾病
漏谷	在小腿内侧，内踝尖上6寸，胫骨内侧缘后际	健脾和胃，利尿除湿	脾胃虚弱，消化不良，阳痿，下肢神经痛或瘫痪
地机	在小腿内侧，阴陵泉下3寸，胫骨内侧缘后际	健脾渗湿，调经止带	食欲不振，胃痉挛，月经不调，腰痛，腿麻
阴陵泉	在小腿内侧，胫骨内侧髁下缘与胫骨内侧缘之间的凹陷中	清利湿热，健脾理气，益肾调经，通经活络	腹泻，水肿，痛经，膝痛
血海	在股前区，髌底内侧端上2寸，股内侧肌隆起处	调经统血，健脾化湿	腹痛，腹胀，月经过多，湿疹
箕门	在股前区，髌底内侧端与冲门的连线上1/3与2/3交点，长收肌和缝匠肌交界的动脉搏动处	健脾渗湿，通利下焦	小便不通，遗尿，下肢麻木
冲门	在腹股沟区，腹股沟斜纹中，髂外动脉搏动处的外侧	健脾化湿，理气解痉	腹痛，腹胀，月经过多
府舍	在下腹部，脐中下4寸，前正中线旁开4寸	健脾理气，散结止痛	腹痛，疝气，腹部胀满

穴名	定位	功能	主治
腹结	在下腹部，脐中下1.3寸，前正中线旁开4寸	健脾温中，宣通降逆	绕脐腹痛，便秘，泄泻，疝气
大横	在腹部，脐中旁开4寸	温中散寒，调理肠胃	腹胀，腹痛，痢疾，泄泻，便秘，四肢无力
腹哀	在上腹部，脐中上3寸，前正中线旁开4寸	健脾和胃，理气调肠	绕脐痛，消化不良，便秘，痢疾
食窦	在胸部，第5肋间隙，前正中线旁开6寸	宣肺平喘，健脾和中，利水消肿	咳嗽，气喘，反胃，泄泻，便秘，背痛
天溪	在胸部，第4肋间隙，前正中线旁开6寸	宽胸理气，止咳通乳	咳嗽，胸痛，乳腺炎，乳汁少
胸乡	在胸部，第3肋间隙，前正中线旁开6寸	宣肺止咳，理气止痛	胸胁胀痛，胸引背痛不得卧，咳嗽
周荣	在胸部，第2肋间隙，前正中线旁开6寸	宣肺平喘，理气化痰	胸胁胀满，胁肋痛，咳嗽，咳痰
大包	在胸外侧区，第6肋间隙，在腋中线上	宽胸益脾，调理气血	气喘，咳嗽，咳痰，胸闷，全身疼痛，四肢无力

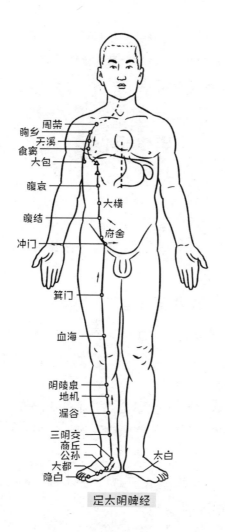

周荣
胸乡
天溪
食窦
大包
腹哀
腹结
冲门
箕门
血海
阴陵泉
地机
漏谷
三阴交
商丘
公孙
大都
隐白
大横
府舍
太白

足太阴脾经

足太阴脾经穴歌

足太阴经脾中州，隐白在足大趾头，

大都太白公孙盛，商丘三阴交可求，

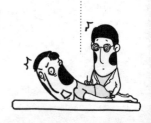

漏谷地机阴陵泉，血海箕门冲门开，

府舍腹结大横排，腹哀食窦天溪连，

胸乡周荣大包尽，二十一穴太阴全。

手少阴心经

1 循行部位

手少阴心经起于心中，出属于"心系"（心与其他脏器相联系的部位），向下通过横膈至任脉的下脘附近，络小肠。

2 分支

心系向上的分支：从心系上行，夹咽喉，经颈、颜面深部联系于"目系"（又名眼系、目本，是眼球内连于脑的部位）。

心系直行的分支：复从心系，上行于肺部，再向下出于腋窝下（极泉），沿上臂内侧后缘，行于手太阴、手厥阴经之后，下向肘内（少海），沿前臂内侧后缘至腕部尺侧（神门），进入掌内后缘（少府），沿小指的桡侧出于末端（少冲），交于手太阳小肠经。

3 联系脏腑

属心，络小肠，与肺、脾、肝、肾有联系。

4 主治病候

主治心、胸、神志病以及经脉循行位置的病症。如心痛，咽干，口渴，目黄，胁痛，上臂内侧痛，手心发热等。

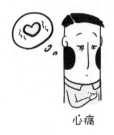
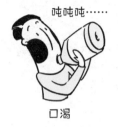
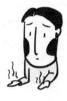

心痛　　　　　　　口渴　　　　　　　手心发热

手少阴心经腧穴

穴名	定位	功能	主治
极泉	在腋区，腋窝中央，腋动脉搏动处	宽胸理气，通经活络	心悸，心痛，胸闷，胁肋疼痛，肘臂冷痛，四肢不举
青灵	在臂前区，肘横纹上3寸，肱二头肌的内侧沟中	理气通络，宁心安神	头痛，肩臂痛，胁痛
少海	在肘前区，横平肘横纹，肱骨内上髁前缘	理气通络，宁心安神	心痛，癫狂病证，手颤，肘臂挛痛，眼充血
灵道	在前臂前区，腕掌侧远端横纹上1.5寸，尺侧腕屈肌腱的桡侧缘	宁心安神，活血通络	心悸，心痛，肘臂挛急，手麻不仁
通里	在前臂前区，腕掌侧远端横纹上1寸，尺侧腕屈肌腱的桡侧缘	安神志，清虚热，通经活络	心痛，善忘，失眠，臂肘腕疼痛，咽喉肿痛
阴郄	在前臂前区，腕掌侧远端横纹上0.5寸，尺侧腕屈肌腱的桡侧缘	清心安神，固表开音	惊悸，健忘，失眠，衄血，盗汗，胃脘痛

穴名	定位	功能	主治
神门	在腕前区，腕掌侧远端横纹尺侧端，尺侧腕屈肌腱的桡侧缘	宁心安神，通经活络	健忘，失眠，痴呆，癫狂痫证，头痛头昏，心悸，手臂疼痛麻木，喘逆上气，呕血
少府	在手掌，横平第5掌指关节近端，第4、5掌骨之间	清心泻火，理气活络	心悸，胸痛，善惊，掌心发热，手小指拘挛，臂神经痛
少冲	在手指，小指末节桡侧，指甲根角侧上方0.1寸（指寸）	清热息风，醒神开窍，理血通经	心悸，胸胁痛，癫狂，中风昏迷，肘臂肿痛，急救穴之一

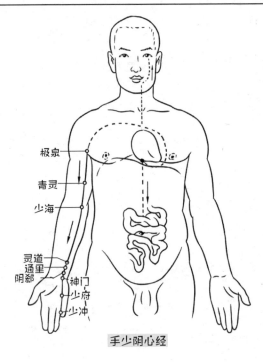

极泉
青灵
少海
灵道
通里
阴郄
神门
少府
少冲

手少阴心经

⁂ 手少阴心经穴歌 ⁂

九穴心经手少阴，极泉青灵少海深，

灵道通里阴郄随，神门少府少冲寻。

手太阳小肠经

1 循行部位

手太阳小肠经起于小指尺侧端（少泽），沿手掌尺侧，直上过腕部外侧（阳谷），沿前臂外侧后缘上行，经尺骨鹰嘴与肱骨内上髁之间（小海），沿上臂外侧后缘，出于肩关节后面（肩贞），绕行于肩胛冈上窝（肩中俞）以后，交会于督脉之大椎穴，从大椎向前经足阳明经的缺盆，进入胸部深层，下行至任脉的膻中穴处，络于心，再沿食道通过横膈，到达胃部，直属小肠。

2 分支

缺盆分支：从缺盆沿颈部向上至面颊部（颧髎），上至外眼角，折入耳中（听宫）。

颊部分支：从颊部，斜向目眶下缘，直达鼻根，进入内眼角（睛明），与足太阳膀胱经相接。

3 联系脏腑

属小肠，络心，与胃有联系。

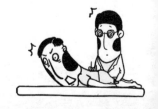

4 主治病候

主治头、项、耳、目、咽喉病，热病，神志病以及经脉循行位置的病症。如少腹痛，耳鸣，耳聋，目黄，颊肿，咽喉肿痛，肩臂外侧后缘痛等。

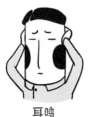
耳鸣

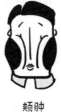
颊肿

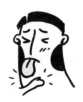
咽喉肿痛

手太阳小肠经腧穴

穴名	定位	功能	主治
少泽	在手指，小指末节尺侧，距指甲根角侧上方 0.1 寸（指寸）	清热通乳，散瘀利窍	目生翳膜，耳聋，咽喉肿痛，乳腺炎，产后无乳，中风昏迷
前谷	在手指，第 5 掌指关节尺侧远端赤白肉际凹陷中	疏风散热，清头明目，通经活络	目生白翳，耳鸣，鼻衄，咽肿喉痹，颈项不得回顾，臂痛不得举，妇人产后无乳，疟疾
后溪	在手内侧，第 5 掌指关节尺侧近端赤白肉际凹陷中	清头明目，安神定志，通经活络	头项急痛，颈肩部疼痛，腰痛，腰扭伤，乳腺炎，疟疾

续表

穴名	定位	功能	主治
腕骨	在腕区，第5掌骨基底与三角骨之间的赤白肉际凹陷处中	利湿退黄，通窍活络，增液消渴	头痛，耳鸣，糖尿病，癫狂，惊风瘛疭
阳谷	在腕后区，尺骨茎突与三角骨之间的凹陷中	清心明目，镇惊聪耳	头痛，耳鸣，耳聋，肩痛不举，手腕外侧痛
养老	在前臂后区，腕背横纹上1寸，尺骨头桡侧凹陷中	明目清热，舒筋活络	肩臂酸痛，急性腰痛
支正	在前臂后区，腕背侧远端横纹上5寸，尺骨尺侧与尺侧腕屈肌之间	清热解毒，安神定志，通经活络	头痛，手指痛，腰背酸痛，四肢无力，糖尿病
小海	在肘后区，尺骨鹰嘴与肱骨内上髁之间凹陷中	清热祛风，宁神定志	头痛，耳聋，齿龈肿痛，癫狂痫证，颈项痛不得回顾，肘痛，上肢不举
肩贞	在肩胛区，肩关节后下方，腋后纹头直上1寸	清热止痛，通络聪耳	肩胛痛，手臂麻痛，耳鸣，耳聋，牙痛
臑俞	在肩胛区，腋后纹头直上，肩胛冈下缘凹陷中	舒筋活络，消肿化痰	肩臂酸痛无力，肩肿，颈项瘰疬
天宗	在肩胛区，肩胛冈中点与肩胛骨下角连线上1/3与2/3交点凹陷中	通经活络，理气消肿	肩胛痛，肘臂外后侧痛，气喘，乳痛

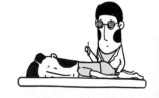

穴名	定位	功能	主治
秉风	在肩胛区，肩胛冈中点上方冈上窝中	疏风活络，止咳化痰	肩胛疼痛不举，上肢酸麻，咳嗽
曲垣	在肩胛区，肩胛冈内侧端上缘凹陷中	舒筋活络，散风止痛	肩胛拘挛疼痛，肩胛疼痛不举，上肢酸麻，咳嗽
肩外俞	在脊柱区，第1胸椎棘突下，后正中线旁开3寸	舒筋活络，散风止痛	肩背酸痛，颈项强急，上肢冷痛
肩中俞	在脊柱区，第7颈椎棘突下，后正中线旁开2寸	宣肺解表，活络止痛	咳嗽，肩背酸痛，颈项强急
天窗	在颈部，横平喉结，胸锁乳突肌的后缘	利咽聪耳，祛风定志	咽喉肿痛，耳聋，耳鸣，癫狂，中风，肩背酸痛
天容	在颈部，下颌角后方，胸锁乳突肌的前缘凹陷中	聪耳利咽，清热降逆	咽喉肿痛，耳鸣，耳聋，颊肿，头项痛肿，呕逆
颧髎	在面部，颧骨下缘，目外眦直下凹陷中	清热消肿，祛风通络	颊肿，面痛，目黄，口歪，龈肿齿痛
听宫	在面部，耳屏正中与下颌骨髁状突之间的凹陷中	宣开耳窍，宁神定志	耳鸣，耳聋，牙痛，癫狂痫证，腰痛

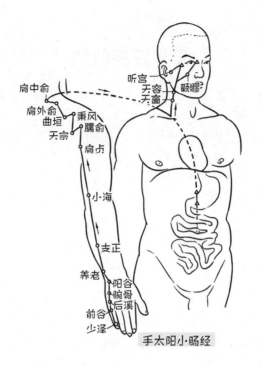

听宫
天容
天窗
颧髎
肩中俞
肩外俞
曲垣
秉风
臑俞
天宗
肩贞
小海
支正
养老
阳谷
腕骨
后溪
前谷
少泽

手太阳小·肠经

❀ 手太阳小肠经穴歌 ❀

手太阳穴一十九，少泽前谷后溪有，

腕骨阳谷养老绳，支正小海外辅肘，

肩贞臑俞接天宗，髎外秉风曲垣着，

肩外俞连肩中俞，天窗乃与天容偶，

锐骨之端上颧髎，听宫耳前珠上走。

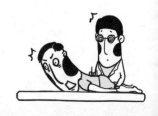

足太阳膀胱经

1 循行部位

足太阳膀胱经起于内眼角（睛明），上过额部，直至颠顶，交会于督脉的百会穴。

2 分支

颠顶部的分支：从颠顶（百会）分出，至耳上角。

颠顶向后直行分支：从颠顶下行至脑户，入颅内络脑，复返出来下行项后（天柱）。

下分为两支：其一，沿肩胛内侧（大杼）始，夹脊柱两旁，下行至腰部，进入脊旁筋肉，络于肾，下属膀胱，再从腰中分出下行，夹脊旁，通于臀部，经大腿后面，进入腘窝中。其二，从肩胛内侧分别下行，通过肩胛，沿背中线旁三寸下行，过臀部，经过髋关节部（环跳），沿大腿外侧后边下行，会合于腘窝中，向下通过腓肠肌，经外踝后面（昆仑），在足跟部折向前，经足背外侧至足小趾外侧端（至阴），与足少阴肾经相接。

3 联系脏腑

属膀胱，络肾，与心、脑有联系。

4 主治病候

主治头面、项背、下肢部病症以及神志病、脏腑病等。如眼疾，眉棱骨痛，头痛，头晕，癫狂，项、背、腰、

臀及下肢后侧疼痛等，其中背部的背俞穴主治相应脏腑及
组织器官病症。

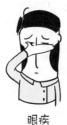
眼疾

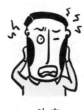
头痛

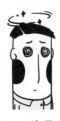
头晕

足太阳膀胱经腧穴

穴名	定位	功能	主治
睛明	在面部，目内眦内上方眶内侧壁凹陷中	明目退翳，祛风清热	目赤肿痛，迎风流泪，近视，夜盲，色盲，急性腰扭伤，坐骨神经痛
攒竹	在面部，眉头凹陷中，额切迹处	清热散风，活络明目	头痛，眉棱骨痛，口眼歪斜，目赤肿痛，迎风流泪，近视，目视不明，腰背扭伤，呃逆
眉冲	在头部，额切际直上入发际 0.5 寸	明目安神，祛风通络	眩晕，头痛，鼻塞，目视不明
曲差	在头部，前发际正中直上 0.5 寸，旁开 1.5 寸	清头明目，通窍安神	头痛，鼻塞，鼻衄

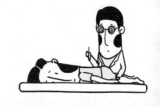

穴名	定位	功能	主治
五处	在头部，前发际正中直上1寸，旁开1.5寸	清头明目，泄热息风	小儿惊风，头痛，目眩，目视不明
承光	在头部，前发际正中直上2.5寸，旁开1.5寸	清热散风，明目通窍	头痛，目痛，目眩，目视不明
通天	在头部，前发际正中直上4寸，旁开1.5寸	宣肺利鼻，散风清热	头痛，头重
络却	在头部，前发际正中直上5.5寸，旁开1.5寸	祛风清热，明目通窍	眩晕，鼻塞，目视不明，项肿，瘿瘤
玉枕	在头部，后发际正中直上2.5寸，旁开1.3寸	开窍明目，通经活络	头痛，恶风寒，鼻塞，目痛，近视
天柱	在颈后区，横平第2颈椎棘突上际，斜方肌外缘凹陷中	强筋骨，安神志，清头目	头痛，头晕，项强，鼻塞不闻香臭，目赤肿痛，咽痛，耳鸣耳聋，肩背痛
大杼	在脊柱区，当第1胸椎棘突下，后正中线旁开1.5寸	清热散风，强健筋骨	肩背痛，腰背强痛，咳嗽，鼻塞，头痛，目眩
风门	在脊柱区，第2胸椎棘突下，后正中线旁开1.5寸	益气固表，祛风解表，泄胸中热	外感咳嗽，发热头痛，鼻流清涕，鼻塞，颈项强痛，胸背疼痛

续表

穴名	定位	功能	主治
肺俞	在脊柱区，第3胸椎棘突下，后正中线旁开1.5寸	清热解表，宣理肺气	咳嗽，咳血，自汗盗汗，潮热，皮肤瘙痒，荨麻疹，痤疮
厥阴俞	在脊柱区，当第4胸椎棘突下，后正中线旁开1.5寸	活血理气，清心宁志	心痛，心悸，胸闷，咳嗽，呕吐，肩胛酸痛
心俞	在脊柱区，第5胸椎棘突下，后正中线旁开1.5寸	调气血，通心络，宁心神	心痛，心悸，咳血，失眠，健忘，呕吐不食，肩背痛，梦遗
督俞	在脊柱区，第6胸椎棘突下，后正中线旁开1.5寸	理气活血，强心通脉	心痛，腹痛，腹胀，肠鸣，呃逆
膈俞	在脊柱区，第7胸椎棘突下，后正中线旁开1.5寸	理气降逆，活血通脉	咯血，衄血，便血，胸痛，胸闷，呕吐，盗汗，荨麻疹
肝俞	在脊柱区，第9胸椎棘突下，后正中线旁开1.5寸	疏肝理气，利胆解郁	黄疸目赤痛痒，雀目，青盲，目视不明，咳血，吐血，鼻衄
胆俞	在脊柱区，第10胸椎棘突下，后正中线旁开1.5寸	疏肝利胆，养阴清热，和胃降逆	黄疸，口苦，胸痛，腋下肿痛，潮热，头痛，失眠
脾俞	在脊柱区，第11胸椎棘突下，后正中线旁开1.5寸	健脾统血，和胃益气	腹胀，呕吐，痢疾，胃痛，吐血，便血，尿血，糖尿病

穴名	定位	功能	主治
胃俞	在脊柱区，第12胸椎棘突下，后正中线旁开1.5寸	和胃健脾，消食利湿	胃脘痛，反胃，呕吐，肠鸣，泄泻，痢疾，小儿疳积
三焦俞	在脊柱区，第1腰椎棘突下，后正中线旁开1.5寸	调三焦，利水道，益元气，强腰膝	水肿，小便不利，遗尿，腹水，肠鸣泄泻
肾俞	在脊柱区，第2腰椎棘突下，后正中线旁开1.5寸	益肾强腰，壮阳利水，明目聪耳	遗精，阳痿，月经不调，水肿，腰膝酸痛，眼花，耳鸣，耳聋
气海俞	在脊柱区，第3腰椎棘突下，后正中线旁开1.5寸	补肾壮阳，行气活血	痛经，痔漏，腰痛，腿膝不利
大肠俞	在脊柱，当第4腰椎棘突下，后正中线旁开1.5寸	疏调肠胃，理气化滞	腹痛，腹胀，泄泻，肠鸣，便秘，痢疾，腰背强痛
关元俞	在脊柱区，第5腰椎棘突下，后正中线旁开1.5寸	培元固本，调理下焦	腹胀，泄泻，小便不利，遗尿，腰痛
小肠俞	在骶区，横平第1骶后孔，骶正中嵴旁1.5寸	清热利湿，通调二便	痢疾，泄泻，疝气，痔疾
膀胱俞	在骶区，横平第2骶后孔，骶正中嵴旁1.5寸	清热利尿，培补下元	小便赤涩，癃闭，遗尿，遗精

续表

穴名	定位	功能	主治
中膂俞	在骶区，横平第3骶后孔，骶正中嵴旁1.5寸	温阳理气，清热散寒	腰脊强痛，消渴，疝气，痢疾
白环俞	在骶区，横平第4骶后孔，骶正中嵴旁1.5寸	调理下焦，温经活络	白带，月经不调，疝气，遗精，腰腿痛
上髎	在骶区，正对第1骶后孔中	补益下焦，清热利湿	月经不调，带下，遗精，阳痿，阴挺，腰膝酸软
次髎	在骶区，正对第2骶后孔中	补益下焦，清热利湿	月经不调，带下，遗精，阳痿，阴挺，腰骶痛，膝软
中髎	在骶区，正对第3骶孔中	补益下焦，清热利湿	月经不调，带下，遗精，阳痿，阴挺，腰骶痛，膝软
下髎	在骶区，正对第4骶后孔中	补益下焦，清热利湿	月经不调，带下，遗精，阳痿，阴挺，二便不利，腰骶痛，膝软
会阳	在骶区，尾骨端旁开0.5寸	清热利湿，理气升阳	泄泻，痢疾，痔疾，便血，阳痿，带下
承扶	在股后区，臀沟的中点	舒筋活络，通调二便	腰、骶、臀、股部疼痛，下肢瘫痪，痔疮
殷门	在股后区，臀沟下6寸，股二头肌与半腱肌之间	舒筋通络，强健腰腿	腰、骶、臀、股部疼痛，下肢瘫痪

穴名	定位	功能	主治
浮郄	在膝后区，腘横纹上1寸，股二头肌腱的内侧缘	通经活络，舒筋利节	腰、骶、臀、股部疼痛，腘筋挛急，下肢瘫痪
委阳	在膝部，腘横纹上，当股二头肌腱内侧缘	通利三焦，舒筋通络	排尿困难，水肿，便秘，腰背部疼痛
委中	在膝后区，腘横纹中点	清暑泄热，凉血解毒，醒脑安神，舒筋活络	腰脊痛，半身不遂，皮肤瘙痒，腹痛，吐泻
附分	在脊柱区，第2胸椎棘突下，后正中线旁开3寸	祛风散邪，疏通经络	肩背拘急疼痛，颈项强痛，肘臂麻木疼痛
魄户	在脊柱区，第3胸椎棘突下，后正中线旁开3寸	补肺滋阴，下气降逆	咳嗽，气喘，项强，肩背痛
膏肓	在脊柱区，第4胸椎棘突下，后正中线旁开3寸	补虚益损，调理肺气	咳嗽，气喘，盗汗，健忘，遗精，完谷不化
神堂	在脊柱区，第5胸椎棘突下，后正中线旁开3寸	宁心安神，活血通络	心痛，心悸，心烦胸闷，失眠，健忘，梦遗，盗汗
譩譆	在脊柱区，第6胸椎棘突下，后正中线旁开3寸	止咳平喘，通窍活络	咳嗽，气喘，肩背痛

续表

穴名	定位	功能	主治
膈关	在脊柱区，第7胸椎棘突下，后正中线旁开3寸	理气宽胸，和胃降逆	消化不良，呕吐，嗳气，脊背强痛
魂门	在脊柱区，第9胸椎棘突下，后正中线旁开3寸	疏肝理气，健脾和胃	胸胁胀痛，饮食不下，呕吐，肠鸣泄泻，背痛
阳纲	在脊柱区，第10胸椎棘突下，后正中线旁开3寸	清热利胆，和中化滞	泄泻，黄疸，腹痛，肠鸣，糖尿病
意舍	在脊柱区，第11胸椎棘突下，后正中线旁开3寸	健脾和胃，清热利湿	腹胀，泄泻，呕吐，食欲不佳
胃仓	在脊柱区，第12胸椎棘突下，后正中线旁开3寸	健脾和胃，消积导滞	胃痛，小儿食积，腹胀，水肿，脊背痛
肓门	在腰区，第1腰椎棘突下，后正中线旁开3寸	调理肠胃，化滞消痞	痞块，乳腺炎，上腹痛，便秘，腰肌劳损
志室	在腰区，第2腰椎棘突下，后正中线旁开3寸	补肾益精，调经止带，利湿通淋，强壮腰膝	遗精，阳痿，阴痛水肿，小便不利，腰脊强痛

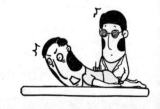

穴名	定位	功能	主治
胞肓	在骶区，横平第2骶后孔，骶正中嵴旁开3寸	补肾壮腰，舒筋活络	小便不利，腰脊痛，腹胀，肠鸣，便秘
秩边	在骶区，横平第4骶后孔，骶正中嵴旁开3寸	舒筋通络，强健腰膝，疏调下焦	腰骶痛，下肢痿痹，痔疾，二便不利
合阳	在小腿后区，腘横纹下2寸，腓肠肌内、外侧头之间	活血调经，舒筋通络，强健腰膝	腰脊痛，下肢酸痛，痿痹，崩漏，带下
承筋	在小腿后区，腘横纹下5寸，腓肠肌肌腹之间	舒筋通络，强健腰膝，通调大肠	小腿痛，抽筋，腰背拘急，痔疮
承山	在小腿后区，腓肠肌两肌腹与肌腱交角处	舒筋活络，调理肠腑	痔疮，便秘，脱肛，鼻衄，疝气，腰背痛，腿痛
飞扬	在小腿后区，昆仑直上7寸，腓肠肌外下缘与跟腱移行处	舒筋活络，清热消肿	头痛，目眩，鼻衄，痛风足趾不得屈伸，痔疮，癫狂
跗阳	在小腿后区，昆仑直上3寸，腓骨与跟腱之间	通经活络，清热散风	腰、骶、髋、股后外疼痛，头痛，头重
昆仑	在踝区，外踝尖与跟腱之间的凹陷中	舒筋活络，清头明目	头痛，目眩，项强，腰骶疼痛，脚跟肿痛，难产，疟疾

穴名	定位	功能	主治
仆参	昆仑穴直下，跟骨外侧，赤白肉际处	舒筋骨，利腰腿	下肢麻木，足跟痛，脚气，膝肿，癫痫
申脉	在踝区，外踝尖直下外踝下缘与跟骨之间凹陷中	活血理气，宁志安神	失眠，癫痫，中风不省人事，偏正头痛，眩晕
金门	在足背，外踝前缘直下，第5跖骨粗隆后方，骰骨下缘凹陷中	通经活络，清脑安神	牙痛，肩背痛，腰膝酸痛，下肢麻木，外踝红肿，足部扭伤
京骨	在跖区，第5跖骨粗隆前下方，赤白肉际处	清热散风，宁心安神	头痛，眩晕，半身不遂，癫痫
束骨	在跖区，第5跖趾关节的近端，赤白肉际处	通经活络，清热散风	头痛，眩晕，目赤目翳，鼻塞鼻衄，癫狂，惊痫，颈强，腰背痛，背生疔疮，痔疮，下肢后侧痛
足通谷	在足趾，第5跖趾关节的远端，赤白肉际处	疏通经气，安神益智	头痛，项强，目眩，癫狂
至阴	在足趾，小趾末节外侧，趾甲根角侧后方0.1寸（指寸）	活血理气，正胎催产，清头明目	头痛，鼻塞，鼻衄，目痛，胞衣不下，胎位不正，难产

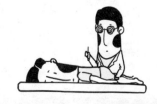

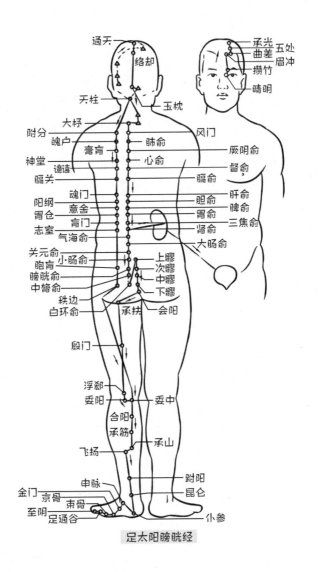

足太阳膀胱经

足太阳膀胱经穴歌

足太阳经六十七,睛明目内红肉藏,

攒竹眉冲与曲差,五处寸半上承光,

通天络却玉枕昂，天柱后际大筋处，

大杼夹脊第一行，风门肺俞厥阴俞，

心俞督俞膈俞强，肝胆脾胃三焦肾，

气海大肠关小肠，膀胱中膂白环量；

上髎次髎中复下，一空二空腰髁当，

会阳尾骨外端取，承扶臀横纹中央，

殷门浮郄委阳外，委中腘纹合膀胱。

经脉至腘复上背，附分夹脊第二行，

魄户膏肓神堂走，譩譆膈关魂门当，

阳纲意舍易胃仓，肓门志室续胞肓，

二十一椎秩边场，小腿合阳承筋乡，

承山飞扬踝跗阳，昆仑仆参申脉忙，

金门京骨束骨忙，通谷至阴小趾旁。

足少阴肾经

1 循行部位

足少阴肾经起于足小趾下，斜向于足心（涌泉），出于舟骨粗隆下（然骨），经内踝后进入足跟，再向上沿小腿内侧后缘上行，出腘窝内侧，直至大腿内侧后缘，入脊内，穿过脊柱，属肾，络膀胱。

2 分支

腰部的直行分支：从肾上行，通过肝脏，上经横膈，进入肺中，沿喉咙，上至舌根两侧。

肺部的分支：从肺中分出，络于心，流注于胸中（膻中），与手厥阴心包经相接。

3 联系脏腑

属肾，络膀胱，与肝、肺、心有直接联系。

4 主治病候

主治妇科病，前阴病，肾、肺、咽喉病及经脉循行位置的病症。如咳血，气喘，咽喉肿痛，水肿，大便秘结，泄泻，腰痛，脊股内后侧痛，痿弱无力，足心热等。

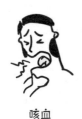

咳血

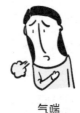

气喘

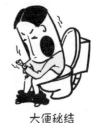

大便秘结

足少阴肾经腧穴

穴名	定位	功能	主治
涌泉	在足底，屈足卷趾时足心最凹陷处	滋阴益肾，平肝息风，醒脑开窍	头痛，头晕，咽喉肿痛，难产，下肢瘫痪
然谷	在足内侧，足舟骨粗隆下方，赤白肉际处	滋阴补肾，清热利湿	月经不调，胸胁胀满

续表

穴名	定位	功能	主治
太溪	在踝区，内踝尖与跟腱之间的凹陷中	滋阴益肾，培土生金	遗精，阳痿，小便频，水肿，不孕，失眠，咽喉肿痛，耳鸣耳聋，夜盲，足跟痛，腰痛，脱发，糖尿病
大钟	在足跟区，内踝后下方，跟骨上缘，跟腱附着部前缘凹陷中	利水消肿，益肾调经，清热安神	咽喉肿痛，月经不调，遗精，腹泻，腰脊强痛
水泉	在足跟区，太溪直下1寸，跟骨结节内侧凹陷中	利水消肿，活血调经	月经不调，痛经，阴挺，腹痛，眼目昏花，足跟痛
照海	在踝区，内踝尖下1寸，内踝下缘边际凹陷中	滋阴调经，息风止痉，利咽安神	咽喉肿痛，气喘，便秘，月经不调，遗精，遗尿，肾虚失眠
复溜	在小腿内侧，太溪直上2寸，跟腱的前缘	发汗解表，温阳利水	水肿，腹胀，腰脊强痛，盗汗，自汗
交信	在小腿内侧，内踝尖上2寸，胫骨内侧缘后际凹陷中	益肾调经，清热利尿	月经不调，睾丸肿痛，阴痒，泄泻，便秘
筑宾	在小腿内侧，太溪直上5寸，比目鱼肌与跟腱之间	调补肝肾，清热利湿	癫狂痫证，不孕症，小腿内侧痛

穴名	定位	功能	主治
阴谷	在膝后区，腘横纹上，半腱肌肌腱外侧缘	益肾助阳，理气止痛	前阴、少腹疼痛，阳痿，阴囊湿痒，月经不调
横骨	在下腹部，脐中下 5 寸，前正中线旁开 0.5 寸	涩精举阳，通利下焦	腹胀，腹痛，泄泻，便秘
大赫	在下腹部，脐中下 4 寸，前正中线旁开 0.5 寸	涩精止带，调经止痛	遗精，月经不调，子宫脱垂，痛经，不孕，带下
气穴	在下腹部，脐中下 3 寸，前正中线旁开 0.5 寸	止泄泻，理下焦，调冲任，益肾气	月经不调，不孕症，小便不通，遗精，阳痿，阴茎痛
四满	在下腹部，脐中下 2 寸，前正中线旁开 0.5 寸	理气健脾，调经止泻，清热利湿	月经不调，遗尿，遗精，水肿，小腹痛，便秘
中注	在下腹部，脐中下 1 寸，前正中线旁开 0.5 寸	通便止泻，泄热调经，行气止痛	腹胀，呕吐，泄泻，痢疾
肓俞	在腹中部，脐中旁开 0.5 寸	通便止泻，理气止痛	腹痛绕脐，腹胀，呕吐，泄泻，痢疾，便秘
商曲	在上腹部，脐中上 2 寸，前正中线旁开 0.5 寸	理气调肠，和中化湿	腹痛绕脐，腹胀，呕吐，泄泻，痢疾，便秘
石关	在上腹部，脐中上 3 寸，前正中线旁开 0.5 寸	滋阴清热，和中化滞	经闭，带下，妇人产后恶露不止，阴门瘙痒

续表

穴名	定位	功能	主治
阴都	在上腹部，脐中上4寸，前正中线旁开0.5寸	调肠胃，理气血	腹胀，肠鸣，腹痛，便秘，不孕症
腹通谷	在上腹部，脐中上5寸，前正中线旁开0.5寸	清心益肾，降逆止呕	腹痛，腹胀，呕吐，胸痛，心痛，心悸
幽门	在上腹部，脐中上6寸，前正中线旁开0.5寸	调理肠胃，通乳消痈	腹痛，呕吐，消化不良，泄泻，痢疾
步廊	在胸部，第5肋间隙，前正中线旁开2寸	止咳平喘，补肾纳气	咳嗽，哮喘，腹痛，呕吐，泄泻，胸痛，乳腺炎，妊娠呕吐
神封	在胸部，第4肋间隙，前正中线旁开2寸	通乳消痈，利气降逆，止咳平喘	咳嗽，哮喘，呕吐，胸痛，乳痈
灵墟	在胸部，第3肋间隙，前正中线旁开2寸	宽胸理气，清热降逆	咳嗽，哮喘，胸痛，乳腺炎
神藏	在胸部，第2肋间隙，前正中线旁开2寸	止咳平喘，宽胸理气	咳嗽，哮喘，呕吐，胸痛，心烦，妊娠呕吐
彧中	在胸部，第1肋间隙，前正中线旁开2寸	止咳平喘，降逆止呕	咳嗽，胸闷，哮喘，呕吐，食欲不振
俞府	在胸部，锁骨下缘，前正中线旁开2寸	止咳平喘，理气降逆	咳嗽，哮喘，呕吐，胸胁胀满，食欲不振

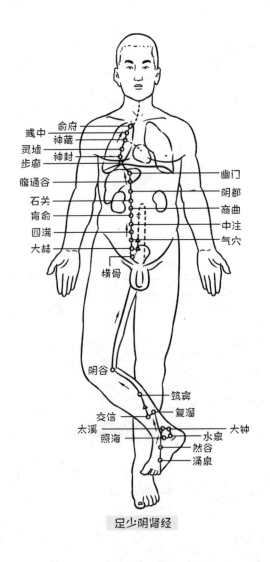

俞府
彧中
神藏
灵墟
神封
步廊
腹通谷
石关
肓俞
四满
大赫
横骨
幽门
阴都
商曲
中注
气穴

足少阴肾经

阴谷
筑宾
复溜
交信
太溪
照海
大钟
水泉
然谷
涌泉

足少阴肾经穴歌

足少阴穴二十七，涌泉然谷与太溪，

大钟水泉通照海，复溜交信筑宾接，

阴谷膝内辅骨后，以上从足走到膝。

横骨大赫连气穴，四满中注肓俞脐，

商曲石关阴都密，通谷幽门半寸辟，

步廊神封膺灵墟，神藏彧中俞府毕。

手厥阴心包经

1 循行部位

手厥阴心包经起于胸中，出属于心包络，通过横膈，依次循序下行，通过胸部、上腹、下腹，联络三焦。

2 分支

胸部分支：从胸中出于胁部，经腋下3寸处（天池），上行至腋窝，沿上肢内侧，于手太阴、手少阴之间，直至肘中，下向前臂，走两筋（桡侧腕屈肌腱与掌长肌腱）之间，过腕部，入掌心（劳宫），到达中指桡侧末端（中冲）。

掌中分支：从掌中（劳宫）分出，沿着无名指尺侧至指端（关冲），与手少阳三焦经相接。

3 联系脏腑

属心包，络三焦。

4 主治病候

主治心、胸、胃、神志病以及经脉循行位置的病症。如心痛，胸闷，心悸，心烦，癫狂，腋肿，肘臂挛急，掌心发热等。

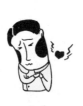
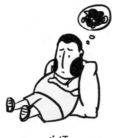
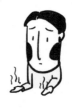

心痛　　　　　　　　心烦　　　　　　　掌心发热

手厥阴心包经腧穴

穴名	定位	功能	主治
天池	在胸部，第4肋间隙，前正中线旁开5寸	活血化瘀，止咳平喘，化痰散结	咳嗽，哮喘，呕吐，胸痛，胸闷
天泉	在臂前区，腋前纹头下2寸，肱二头肌的长、短头之间	活血通脉，理气止痛	上臂内侧痛，胸胁胀满，胸背痛
曲泽	在肘前区，肘横纹上，肱二头肌腱的尺侧缘凹陷中	清暑泄热，补益心气，通经活络，清热解毒	心悸，呕吐，肘臂挛痛不伸，风疹，伤寒
郄门	在前臂前区，腕掌侧远端横纹上5寸，掌长肌腱与桡侧腕屈肌腱之间	理气止痛，宁心安神，清营止血	心痛，咳血，肘臂痛，疔疮，胃痛
间使	在前臂前区，腕掌侧远端横纹上3寸，掌长肌腱与桡侧腕屈肌腱之间	截疟，安神，宽胸	心痛，呕吐，月经不调，疟疾，咽炎

续表

穴名	定位	功能	主治
内关	在前臂前区，腕掌侧远端横纹上2寸，掌长肌腱与桡侧腕屈肌腱之间	宁心安神，和胃降逆，宽胸理气，镇静止痛	心悸，失眠，胃痛，呕吐，哮喘，月经不调，脱肛
大陵	在腕前区，腕掌侧远端横纹中，掌长肌腱与桡侧腕屈肌腱之间	清热宁心，宽胸和胃，通经活血	心痛，心悸，失眠，口疮，口臭，手臂痛
劳宫	在掌区，横平第3掌指关节近端，第2、3掌骨之间偏于第3掌骨	解表除烦，清心泄热，醒神开窍	心痛，心烦善怒，癫狂，目黄，口腔溃疡
中冲	在手指，中指末端最高点	回阳救逆，醒神通络	晕厥，中暑，高血压，耳鸣，小儿夜啼

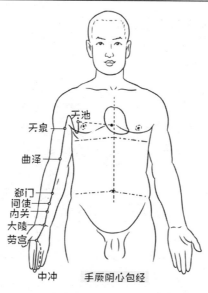

手厥阴心包经

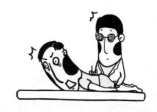

九穴心包手厥阴，天池天泉曲泽深，

郄门间使内关对，大陵劳宫中冲寻。

手少阳三焦经

1 循行部位

手少阳三焦经起于无名指尺侧端（关冲），沿无名指尺侧缘，上过手背，出于前臂伸侧两骨（尺骨、桡骨）之间，直上穿过肘部，沿上臂外侧，上行至肩部，交出足少阳经的后面，进入缺盆，于任脉的膻中穴处散络于心包，向下通过横膈广泛遍属三焦。

2 分支

胸中分支：从膻中穴分出，向上走出缺盆，至项后与督脉的大椎穴交会，上走至项部，沿耳后（翳风）上行至耳上方，再屈曲向下走向面颊部，至眼眶下（颧髎）。

耳部分支：从耳后（翳风）分出，进入耳中，出走耳前（过听宫、耳门等穴），经过上关穴前，在面颊部与前一分支相交。上行至眼外角，与足少阳胆经相接。

3 联系脏腑

属三焦，络心包。

4 主治病候

主治侧头、耳、目、胸胁、咽喉病，热病以及经脉循行位置的病症。如腹胀，水肿，遗尿，小便不利，耳聋，耳鸣，咽喉肿痛，目赤肿痛，颊肿，耳后、肩臂肘后外侧疼痛等。

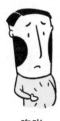

腹胀

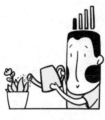

耳聋

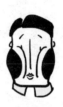

颊肿

手少阳三焦经腧穴

穴名	定位	功能	主治
关冲	在手指，第 4 指末节尺侧，指甲根角侧上方 0.1 寸（指寸）	清热解毒，醒神通窍，活血通络	头痛，目赤，视物不清，耳聋，耳鸣，臂肘疼痛
液门	在手背，当第 4、5 指间，指蹼缘后方赤白肉际处	解表清热，通络止痛	头痛，目赤，耳聋，耳鸣，咽肿，手背红肿，手肌痉挛
中渚	在手背，第 4、5 掌骨间，掌指关节近端凹陷中	清热通络，明目益聪	头痛目赤，目痛，耳聋，耳鸣，肘臂痛，五指不得屈伸

穴名	定位	功能	主治
阳池	在腕后区，腕背侧远端横纹上，指伸肌腱尺侧缘凹陷中	和解表里，益阴增液	目赤肿痛，腕痛无力，腕关节红肿不得屈伸，糖尿病
外关	在前臂后区，腕背侧远端横纹上2寸，尺骨与桡骨间隙中点	解表清热，通经活络	头痛，耳鸣，胸胁痛，颈椎病，手指疼痛
支沟	在前臂后区，腕背侧远端横纹上3寸，尺骨与桡骨间隙中点	解表清热，通经活络	耳聋，耳鸣，胸胁痛，便秘，上肢麻痹
会宗	在前臂后区，腕背侧远端横纹上3寸，尺骨的桡侧缘	清热安神，聪耳通络	偏头痛，耳聋，耳鸣，咳喘胸满，臂痛
三阳络	在前臂后区，腕背侧远端横纹上4寸，尺骨与桡骨间隙中点	舒筋活络，开音聪耳	臂痛，脑血管病后遗症，耳聋，下牙痛，眼疾
四渎	在前臂后区，肘尖下5寸，尺骨与桡骨间隙中点	聪耳，止痛，利咽	暴喑，耳聋，下牙痛，眼疾
天井	在肘后区，肘尖上1寸凹陷中	行气散结，安神通络	臂痛，耳聋，下牙痛，眼疾
清冷渊	在臂后区，肘尖与肩峰角连线上，肘尖上2寸	清热散风，通经活络	臂痛，偏头痛，眼疾
消泺	在臂后区，肘尖与肩峰角连线上，肘尖上5寸	清热醒神，通经止痛	头项强痛，臂痛，头痛，齿痛

续表

穴名	定位	功能	主治
臑会	在臂后区，肩峰角下3寸，三角肌的后下缘	化痰散结，通络止痛	肩胛肿痛，前臂痛，颈淋巴结结核
肩髎	在三角肌区，肩峰角与肱骨大结节两骨间凹陷中	祛风湿，通经络	肩周炎，肩臂痛，荨麻疹
天髎	在肩胛区，肩胛骨上角骨际凹陷中	通经止痛	肩臂痛，颈项强痛，胸中烦满
天牖	在肩胛区，横平下颌角，胸锁乳突肌的后缘凹陷中	清头明目，消痰截疟	头痛，头晕，突发性耳聋，颈椎病
翳风	在颈部，耳垂后方，乳突下端前方凹陷中	通窍聪耳，祛风泄热	耳鸣，耳聋，口眼歪斜，牙关紧闭，齿痛，颊肿
瘈脉	在头部，乳突中央，角孙至翳风沿耳轮弧形连线的上2/3下1/3交点处	息风止痉，活络通窍	耳鸣，头痛，耳聋，小儿惊风，呕吐
颅息	在头部，角孙至翳风沿耳轮弧形连线的上1/3下2/3交点处	通窍止痛，镇惊息风	耳鸣，头痛，耳聋，小儿惊风，呕吐，泄泻
角孙	在头部，耳尖正对发际处	清热散风，消肿止痛	耳部肿痛，目赤肿痛，齿痛，头痛，项强
耳门	在耳区，耳屏上切迹与下颌骨髁突之间的凹陷中	开窍益聪，祛风通络	耳鸣，耳聋，齿痛，下颌关节炎

穴名	定位	功能	主治
耳和髎	在头部，鬓发后缘，耳廓根的前方，颞浅动脉的后缘	祛风通络，消肿止痛	牙关紧闭，口眼歪斜，头重痛，耳鸣
丝竹空	在面部，眉梢凹陷中	清头明目，散风止痛	头痛，齿痛，目赤肿痛，眼睑眴动

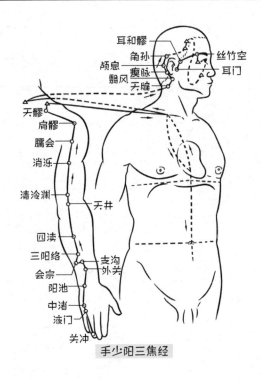

手少阳三焦经

手少阳三焦经穴歌

二十三穴手少阳，关冲液门中渚旁，
阳池外关支沟正，会宗三阳四渎长，
天井清泠渊消泺，臑会肩髎天髎堂，
天牖翳风瘈脉青，颅息角孙耳门庭，
和髎前接丝竹空，三焦经穴此推详。

足少阳胆经

1 循行部位

　　足少阳胆经起于眼外角（瞳子髎），向上到达额角部，下行至耳后（完骨），外折向上行，经额部至眉上（阳白），复返向耳后（风池），再沿颈部侧面行于少阳三焦经之前，至肩上退后，交出于少阳三焦经之后，行入缺盆部。

2 分支

　　耳部分支：从耳后（完骨）分出，经手少阳的翳风穴进入耳中，过手太阳经的听宫穴，出走耳前，至眼外角的后方。

　　眼外角分支：从眼外角分出，下行至下颌部足阳明经的大迎穴附近，与手少阳经分布于面颊部的支脉相合，其经脉向下覆盖于颊车穴部，下行颈部，与前脉会合于缺盆后，下入胸中，穿过横膈，络肝，属胆，沿胁里浅出气街（腹股沟动脉处），绕阴部毛际，横向进入髋关节部

（环跳）。

缺盆部直行分支：从缺盆分出，向下至腋窝，沿胸侧部，经过季胁，下行至髋关节部（环跳）与前脉会合，再向下沿大腿外侧，出膝关节外侧，行于腓骨前面，直下至腓骨下段，浅出外踝之前，沿足背外侧进入第4足趾外侧端（足窍阴）。

足背分支：从足背（足临泣）分出，沿第1、2趾骨间，出趾端，回转来通过爪甲，出于趾背毫毛部，接足厥阴肝经。

3 联系脏腑

属胆，络肝，与心有联系。

4 主治病候

主治头、耳、目、咽喉、神志、热病和经脉循行所经过部位的病症。如头痛，头晕，耳鸣，耳聋，目眩，目外眦痛，咽干，口苦，咽喉肿痛，惊悸，怔忡，寒热往来，疟疾，黄疸，缺盆中痛，腋下肿，胸胁痛，下肢外侧痛等。

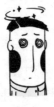
头晕

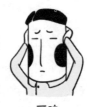
耳鸣

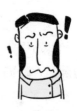
惊悸

足少阳胆经腧穴

穴名	定位	功能	主治
瞳子髎	在面部，目外眦外侧0.5寸凹陷中	疏散风热，明目退翳	头痛，目痛，迎风流泪，口眼歪斜
听会	在面部，耳屏间切迹与下颌骨髁突之间的凹陷中	开窍聪耳，活络安神	头痛眩晕，口眼歪斜，耳鸣，耳聋
上关	在面部，颧弓上缘中央凹陷中	聪耳开窍，散风活络	头痛，口眼歪斜，耳鸣，耳聋
颔厌	在头部，从头维至曲鬓的弧形连线（其弧度与鬓发弧度相应）的上1/4与下3/4的交点处	聪耳开窍，散风活络	偏头痛，耳鸣，耳聋，颈项痛，齿痛
悬颅	在头部，从头维至曲鬓的弧形连线（其弧度与鬓发弧度相应）的中点处	疏通经络，清热散风	偏头痛，面肿，目外眦痛，流鼻血，齿痛
悬厘	在头部，从头维至曲鬓的弧形连线（其弧度与鬓发弧度相应）的上3/4与下1/4的交点处	疏经通络，清热散风	偏头痛，耳鸣，目外眦痛，齿痛
曲鬓	在头部，耳前鬓角发际后缘与耳尖水平线的交点处	清热散风，活络通窍	偏头痛，耳鸣，目外眦痛，齿痛，食欲不振
率谷	在头部，耳尖直上入发际1.5寸	清热息风，通经活络	头痛，眩晕，小儿惊风
天冲	在头部，耳根后缘直上，入发际2寸	祛风定惊，清热散结	头痛，眩晕，癫痫，耳鸣，耳聋，目痛，齿痛

穴名	定位	功能	主治
浮白	在头部，耳后乳突的后上方，从天冲与完骨弧形连线（其弧度与耳郭弧度相应）的上 1/3 与下 2/3 交点处	清头散风，理气散结	头痛，颈项强痛，咳逆，耳聋，耳鸣，下肢瘫痪
头窍阴	在头部，耳后乳突的后上方，当天冲与完骨的弧形连线的上 2/3 与下 1/3 交点处	理气镇痛，开窍聪耳	头痛，耳鸣，耳聋，目痛，齿痛，胸胁痛，口苦
完骨	在头部，耳后乳突的后下方凹陷中	通经活络，祛风清热	头痛，目痛，齿痛，胸胁痛，口苦
本神	在头部，前发际上 0.5 寸，头正中线旁开 3 寸	祛风定惊，清热止痛	中风不省人事，小儿惊厥，头痛，眩晕，颈项强急
阳白	在头部，眉上 1 寸，瞳孔直上	清头明目，祛风泄热	中风不省人事，小儿惊厥，头痛，眩晕，颈项强急
头临泣	在头部，前发际上 0.5 寸，瞳孔直上	清头明目，安神定志	头痛，目赤肿痛，鼻塞，流鼻涕，中风
目窗	在头部，前发际上 1.5 寸，瞳孔直上	清头明目，发散风热	头痛，目赤肿痛，鼻塞，牙龈肿痛，小儿惊痫
正营	在头部，前发际上 2.5 寸，瞳孔直上	清头明目，疏风止痛	头痛头晕，面目浮肿，目赤肿痛，鼻塞

续表

穴名	定位	功能	主治
承灵	在头部，前发际上 4 寸，瞳孔直上	清头目，散风热	头痛，鼻塞，眩晕，目痛
脑空	在头部，横平枕外隆凸的上缘，风池直上	醒脑通窍，活络散风	头痛，癫痫，惊悸，目眩，目赤肿痛，鼻痛，耳聋，颈项强痛
风池	在颈后区，枕骨之下，胸锁乳突肌上端与斜方肌上端之间的凹陷中	清头明目，祛风解毒，通利官窍	头痛，颈项强痛，眩晕，耳鸣耳聋，失眠，中风
肩井	在肩胛区，第 7 颈椎棘突与肩峰最外侧点连线的中点	降逆理气，散结补虚，通经活络	颈、肩、背痛，乳腺炎，手臂不举，落枕
渊腋	在胸外侧区，第 4 肋间隙中，在腋中线上	理气活血，通经止痛	胸满，胁痛，腋下肿，臂痛不举
辄筋	在胸外侧区，第 4 肋间隙中，腋中线前 1 寸	降逆平喘，理气活血	胸胁痛，咳嗽，气喘，呕吐
日月	在胸部，第 7 肋间隙，前正中线旁开 4 寸	降逆利胆，调理肠胃	呃逆，反胃吞酸，口苦，黄疸，胸胁疼痛
京门	在上腹部，第 12 肋骨游离端下际	利尿通淋，补肾温阳	腹胀，肠鸣，腹泻，肾炎
带脉	在侧腹部，第 11 肋骨游离端垂线与脐水平线的交点上	清热利湿，调经止带	月经不调，经闭，痛经，不孕症，腰痛

穴名	定位	功能	主治
五枢	在下腹部，横平脐下 3 寸，髂前上棘内侧	调经带，理下焦，通腑气	白带异常，腰痛，小腹痛，便秘
维道	在下腹部，髂前上棘内下 0.5 寸	调冲任，理下焦	月经不调，腰痛，胁痛连背，便秘
居髎	在臀区，髂前上棘与股骨大转子最凸点连线的中点处	舒筋活络，强健腰腿	腰腿麻木，瘫痪，疝气
环跳	在臀区，股骨大转子最凸点与骶管裂孔连线上的外 1/3 与 2/3 交点处	祛风湿，利腰腿	腰胯疼痛，遍身风疹，半身不遂
风市	在股部，直立垂手，掌心贴于大腿时，中指尖所指凹陷中，髂胫束后缘	祛风湿，调气血，通经络	中风半身不遂，下肢痿痹，全身瘙痒
中渎	在股部，腘横纹上 7 寸，髂胫束后缘	通经活络，祛风散寒	下肢麻木，半身不遂
膝阳关	在膝部，股骨外上髁后上缘，股二头肌腱与髂胫束之间的凹陷中	疏筋脉，利关节，祛风湿	膝关节肿痛，小腿麻木
阳陵泉	在小腿外侧，腓骨头前下方凹陷中	清热息风，消肿止痛	头痛，耳鸣，下肢麻木，乳房胀痛，呕吐，黄疸
阳交	在小腿外侧，外踝尖上 7 寸，腓骨后缘	舒筋活络，安神定志	颈项强痛，胸胁胀满，下肢麻木

续表

穴名	定位	功能	主治
外丘	在小腿外侧，外踝尖上7寸，腓骨前缘	疏肝理气，通经活络	头项强痛，胸胁痛，腿痛
光明	在小腿外侧，外踝尖上5寸，腓骨前缘	疏肝明目，通经活络	目痛，夜盲，白内障，乳房胀痛，腿膝酸痛
阳辅	在小腿外侧，外踝尖上4寸，腓骨前缘	清热散风，舒筋活络	偏头痛，胸胁痛，下肢外侧痛
悬钟	在小腿外侧，外踝尖上3寸，腓骨前缘	益髓生血，舒筋活络	颈项痛，半身不遂，头晕，失眠，耳鸣耳聋，高血压
丘墟	在踝区，外踝的前下方，趾长伸肌腱的外侧凹陷中	清暑泄热，凉血解毒，醒脑安神，舒筋活络	偏头痛，耳聋，咽肿，颈项痛，疟疾，胸胁痛
足临泣	在足背，第4、5跖骨底结合部的前方，第5趾长伸肌腱外侧凹陷中	疏肝解郁，息风泻火	头痛目眩，乳腺炎，腋下肿，胁肋痛
地五会	在足背，第4、5跖骨间，第4跖趾关节近端凹陷中	疏肝利胆，通经活络	头痛目眩，目赤肿痛，咽肿，耳聋
侠溪	在足背，第4、5趾间，趾蹼缘后方赤白肉际处	清热息风，消肿止痛	头痛，目痛，胸胁痛
足窍阴	在足趾，第4趾末节外侧，趾甲根角侧后方0.1寸（指寸）	清热解郁，通经活络	偏头痛，耳鸣，耳聋，胸胁痛，多梦

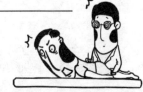

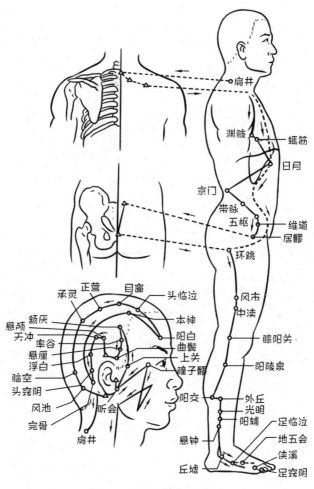

足少阳胆经

足少阳胆经穴歌

足少阳经瞳子髎，四十四穴行迢迢，

听会上关颔厌集，悬颅悬厘曲鬓翘，

率谷天冲浮白次，窍阴完骨本神邈，

阳白临泣目窗避，正营承灵脑空摇，

风池肩井渊腋部，辄筋日月京门标，

带脉五枢维道迟，居髎环跳风市招，

中渎阳关阳陵穴，阳交外丘光明窗，

阳辅悬钟丘墟外，足临泣与地五会，

侠溪窍阴四趾端。

足厥阴肝经

1 循行部位

足厥阴肝经起于足大趾爪甲后丛毛处（大敦），沿足背内侧向上，经过内踝前（中封），上行小腿内侧，经过足太阴脾经的三阴交，至内踝上8寸处交出于足太阴脾经的后面，至膝内侧（曲泉），沿大腿内侧，进入阴毛中，环绕过阴部，至小腹，挟胃两旁，属肝，络胆，向上通过横膈，分布于胁肋部，沿气管之后，向上进入鼻咽部，连接目系（眼球联系脑的部位），上经前额到达颠顶与督脉交会。

2 分支

目系分支：从目系走向面颊的深层，下行环绕口唇之内。

肝部分支：从肝分出，穿过横膈，向上流注于肺，交于手太阴肺经。

3 联系脏腑

属肝，络胆，与肺、胃、肾、脑有联系。

4 主治病候

主治肝病，妇科病，前阴病及经脉循行位置的病症。如腰痛，胸满，呃逆，遗尿，小便不利，疝气，少腹疼痛等。

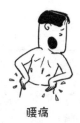 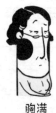

腰痛　　　　　　　　胸满　　　　　　　少腹疼痛

足厥阴肝经腧穴

穴名	定位	功能	主治
大敦	在足趾，大趾末节外侧，趾甲根角侧后方0.1寸（指寸）	回阳救逆，调经止淋	经闭，月经过多，疝气，遗尿
行间	在足背，第1、2趾间，趾蹼缘后方赤白肉际处	平肝潜阳，泄热安神，凉血止血	头痛，遗精，阳痿，外阴瘙痒，痛经，闭经
太冲	在足背，当第1、2跖骨间，跖骨底结合部前方凹陷中，或触及动脉搏动	平肝息风，疏肝养血	眩晕，痛经，失眠，癫痫，腰背疼痛

续表

穴名	定位	功能	主治
中封	在踝区，内踝前，胫骨前肌腱与拇长伸肌腱之间的凹陷处	清肝胆热，通利下焦，舒筋活络	胸腹胀满，黄疸，内踝肿痛
蠡沟	在小腿内侧，内踝尖上5寸，胫骨内侧面的中央	疏肝理气，调经止带	疝气，遗尿，月经不调，赤白带下，内踝肿痛
中都	在小腿内侧，内踝尖上7寸，胫骨内侧面的中央	疏肝理气，调经止血	腹胀，疝气，遗精，崩漏，恶露不尽
膝关	在膝部，胫骨内侧髁的下方，阴陵泉后1寸	祛风除湿，疏利关节	膝关节肿痛，关节炎，痛风
曲泉	在膝部，腘横纹内侧端，半腱肌肌腱内缘凹陷中	疏肝理气，调经止痛	月经不调，子宫脱垂，阳痿，遗精
阴包	在股前区，髌底上4寸，股内肌与缝匠肌之间	利尿通淋，调经止痛	月经不调，腰骶痛引小腹
足五里	在股前区，气冲直下3寸，动脉搏动处	疏肝理气，清热利湿	小腹胀痛，睾丸肿痛，四肢倦怠，子宫下垂
阴廉	在股前区，气冲直下2寸	调经止带，通经活络	月经不调，赤白带下，少腹疼痛
急脉	在腹股沟区，横平耻骨联合上缘，前正中线旁开2.5寸	疏肝胆，理下焦	少腹痛，疝气，阴茎痛

穴名	定位	功能	主治
章门	在侧腹部，第 11 肋游离端的下际	疏肝健脾，降逆平喘	大便秘结，四肢懈惰，胸胁痛，呕吐，腹泻
期门	在胸部，第 6 肋间隙，前正中线旁开 4 寸	平肝潜阳，疏肝健脾	胸胁痛，咳嗽气喘，呕吐呃逆，情志抑郁

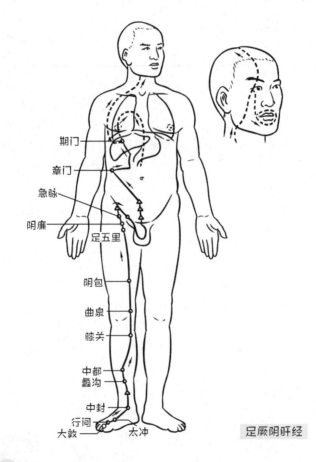

期门
章门
急脉
阴廉
足五里
阴包
曲泉
膝关
中都
蠡沟
中封
行间
大敦
太冲

足厥阴肝经

❊ 足厥阴肝经穴歌 ❊

一十四穴足厥阴，大敦行间太冲侵，
中封蠡沟中都近，膝关曲泉阴包临，
五里阴廉急脉穴，章门常对期门深。

督脉

1 循行部位

督脉起于小腹内，下出会阴，向后至尾骶部的长强穴，沿脊柱上行，经项部至风府穴，进入脑内，属脑，沿头部正中线，上至颠顶的百会穴，经前额下行鼻柱至鼻尖的素髎穴，过人中，至上齿正中的龈交穴。

2 分支

第一支：与冲、任二脉同起于胞中，出于会阴部，在尾骨端与足少阴肾经、足太阳膀胱经的脉气会合，贯脊，属肾。

第二支：从小腹直上贯脐，向上贯心，至咽喉与冲、任二脉相会合，到下颌部，环绕口唇，至两目下中央。

第三支：与足太阳膀胱经同起于眼内角，上行至前额，于颠顶交会，入络于脑，再别出下项，沿肩胛骨内，脊柱两旁，到达腰中，进入脊柱两侧的肌肉，与肾脏相联络。

3 生理功能

（1）调节阳经气血，为"阳脉之海"：督脉循身之背，

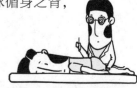

背为阳，说明督脉对全身阳经脉气具有统率、督促的作用。另外，6条阳经都与督脉交会于大椎穴，督脉对阳经有调节作用，故有"总督一身阳经"之说。

（2）反映脑、肾及脊髓的功能：督脉属脑，络肾。肾生髓，脑为髓海。督脉与脑、肾、脊髓的关系十分密切。

（3）主生殖功能：督脉络肾，与肾气相通，肾主生殖，故督脉与生殖功能有关。

4 主治病候

主治神志病，热病，腰骶、背、头项局部病症及相应的内脏病症。如脊柱强痛，角弓反张等。

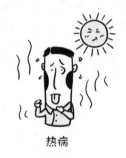
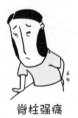
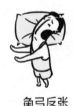

热病　　　　　　脊柱强痛　　　　　　角弓反张

督脉腧穴

穴名	定位	功能	主治
长强	在会阴区，尾骨下方，尾骨端与肛门连线的中点处	育阴潜阳，益气固脱	泄泻，便秘，便血，痔疾，脱肛
腰俞	在骶区，正对骶管裂孔，后正中线上	补肾调经，强健筋骨	泄泻，便秘，便血，痔疮

续表

穴名	定位	功能	主治
腰阳关	在脊柱区，第4腰椎棘突下凹陷中，后正中线上	补益下元，强壮腰肾	腰骶痛，下肢麻木，遗精，阳痿，月经不调
命门	在脊柱区，第2腰椎棘突下凹陷中，后正中线上	固精壮阳，培元补肾	遗精，阳痿，不孕症，白浊，赤白带下，遗尿，小便不利，泄泻，腰骶、腰脊强痛，虚损腰痛，下肢痿痹，汗不出，寒热疟疾，小儿发痫
悬枢	在脊柱区，第1腰椎棘突下凹陷中，后正中线上	强腰益肾，涩肠固脱	腹痛，腹胀，泄泻，腰背强痛
脊中	在脊柱区，第11胸椎棘突下凹陷中，后正中线上	调理肠胃，益肾宁神	腹泻，黄疸，痢疾，痔疮，脱肛，便血，腰脊痛，癫痫
中枢	在脊柱区，第10胸椎棘突下凹陷中，后正中线上	强腰补肾，和胃止痛	呕吐，胃痛，食欲不振，腰背痛
筋缩	在脊柱区，第9胸椎棘突下凹陷中，后正中线上	舒筋壮阳，醒脑安神	胃痛，癫痫，惊痫
至阳	在脊柱区，第7胸椎棘突下凹陷中，后正中线上	利湿退黄，健脾和胃，止咳平喘	胸胁胀痛，黄疸，腰背疼痛
灵台	在脊柱区，第6胸椎棘突下凹陷中，后正中线上	清热解毒，宣肺定喘，舒筋活络	疔疮，咳嗽，气喘，项强，背痛

穴名	定位	功能	主治
神道	在脊柱区，第5胸椎棘突下凹陷中，后正中线上	镇惊安神，理气宽胸	惊悸，心痛，心悸，失眠健忘，癫痫，腰背痛
身柱	在脊柱区，第3胸椎棘突下凹陷中，后正中线上	清热宣肺，醒神定痉，活血通络	咳嗽，气喘，腹泻，腰背疼痛，癫痫
陶道	在脊柱区，第1胸椎棘突下凹陷中，后正中线上	清热解表，安神截疟，舒筋通络	头痛项强，疟疾，脊背酸痛
大椎	在脊柱区，第7颈椎棘突下凹陷中，后正中线上	解表散寒，镇静安神，肃肺调气，清热解毒	头项强痛，肩背痛，咳嗽喘急，小儿惊风
哑门	在颈后区，第2颈椎棘突上际凹陷中，后正中线上	开暗通窍，清心宁志	声音嘶哑，舌缓不语，重舌，失语，癫疾
风府	在颈后区，枕外隆突直下，两侧斜方肌之间凹陷中	清热息风，醒脑开窍	感冒，颈项强痛，眩晕，鼻塞，咽喉肿痛
脑户	在头部，枕外隆凸的上缘凹陷中	清头明目，镇痉安神	癫狂，眩晕，头重，头痛，项强
强间	在头部，后发际正中直上4寸	宁心安神，通络止痛	头痛，目眩，口歪，癫痫
后顶	在头部，后发际正中直上5.5寸	清热止痛，宁心安神	项强，头痛，眩晕，心烦，失眠

续表

穴名	定位	功能	主治
百会	在头部，前发际正中直上 5 寸	升阳固脱，开窍宁神	眩晕，脱肛，痔疾，子宫下垂，神志病
前顶	在头部，前发际正中直上 3.5 寸	清热通窍，健脑安神	癫痫，小儿惊风，头痛，头晕
囟会	在头部，前发际正中直上 2 寸	醒脑开窍，清头散风	头痛，目眩，面红目赤，流鼻涕
上星	在头部，前发际正中直上 1 寸	散风清热，宁心通窍	头痛，眩晕，目赤肿痛，鼻出血
神庭	在头部，前发际正中直上 0.5 寸	潜阳安神，醒脑息风	失眠，头晕，目眩，鼻塞，流泪，目赤肿痛
素髎	在面部，鼻尖的正中央	通利鼻窍，开窍醒神	惊厥，鼻塞，流鼻血，鼻流清涕
水沟	在面部，人中沟的上 1/3 与 中 1/3 交点处	醒脑开窍，通经活络	晕厥，中暑，黄疸，闪挫腰痛
兑端	在面部，上唇结节的中点	开窍醒神，散风泄热；为急救穴之一	牙龈肿痛，鼻塞，昏迷
龈交	在上唇内，上唇系带与上牙龈的交点	活血清热，安神定志，舒筋止痛	口臭，牙龈肿痛，癫狂，腰扭伤，颈项强
印堂	在头部，两眉毛内侧端中间的凹陷中	镇惊安神，活络疏风	失眠，健忘，癫痫，头痛，眩晕，目赤肿痛，三叉神经痛

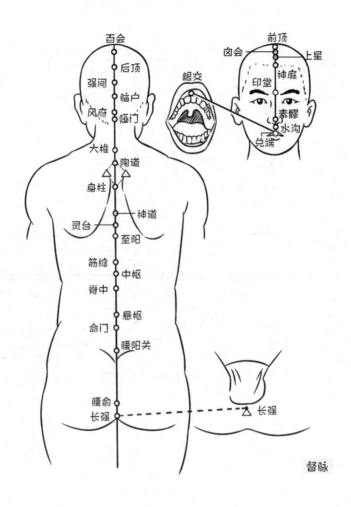

百会
后顶
强间
脑户
风府
哑门
大椎
陶道
身柱
神道
灵台
至阳
筋缩
中枢
脊中
悬枢
命门
腰阳关
腰俞
长强
长强

龈交

前顶
囟会
上星
神庭
印堂
素髎
水沟
兑端

督脉

✫ 督脉穴歌 ✫

督脉二八行于脊，长强腰俞阳关密，

命门悬枢接脊中，中枢筋缩至阳逸，

六灵五神三身柱，陶道大椎平肩列，

哑门风府上脑户，强间后顶百会率，

前顶囟会下上星，神庭素髎水沟系；

兑端开口唇中央，龈交唇内齿缝位。

任脉

1 循行部位

任脉起于胞中，下出于会阴，经阴阜，沿腹部正中线上行，经咽喉部（天突），到达下唇内，左右分行，环绕口唇，交会于督脉之龈交穴，再分别通过鼻翼两旁，上至眼眶下（承泣），交于足阳明经。

2 分支

由胞中贯脊，向上循行于背部。

3 生理功能

（1）调节阴经气血，为"阴脉之海"：任脉循行于腹部正中，腹为阴，说明任脉对一身阴经脉气具有总揽、总任的作用。另外，足三阴经在小腹与任脉相交，手三阴经借足三阴经与任脉相通，因此任脉对阴经气血有调节作用，故有"总任诸阴"之说。

（2）调节月经，妊养胎儿：任脉起于胞中，具有调节月经，促进女子生殖功能的作用，故有"任主胞胎"之说。

4 主治病候

主治腹、胸、颈、头面部的局部病症及相应的内脏器官疾病，少数腧穴可治疗神志病或有强壮作用。如疝气，带下，腹中结块等。

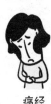
痛经

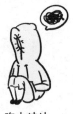
腹中结块

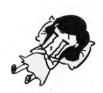
月经不调

任脉腧穴

穴名	定位	功能	主治
会阴	在会阴区，男性在阴囊根部与肛门连线的中点，女性在大阴唇后联合与肛门连线的中点	醒神开窍，通利下焦	阴痒，闭经，溺水窒息，产后昏迷不醒，癫狂
曲骨	在下腹部，耻骨联合上缘，前正中线上	涩精举阳，补肾利尿，调经止带	遗精，阳痿，月经不调，痛经，遗尿
中极	在下腹部，脐中下4寸，前正中线上	清利湿热，益肾调经，通阳化气	阳痿，遗精，月经不调
关元	在下腹部，脐中下3寸，前正中线上	培元固脱，温肾壮阳，调经止带	遗精，阳痿，月经不调，子宫肌瘤
石门	在下腹部，当脐中下2寸，前正中线上	健脾益肾，清利下焦	腹痛，小便不利，遗精，阳痿，白带异常

续表

穴名	定位	功能	主治
气海	在下腹部，脐中下1.5寸，前正中线上	补气健脾，调理下焦，培元固本	阳痿，月经不调，痛经，胃下垂，四肢乏力
阴交	在下腹部，脐中下1寸，前正中线上	利水消肿，调经理血，温补下元	遗精，阳痿，月经不调，腹胀，便秘
神阙	在脐区，脐中央	温阳救逆，利水消肿	各种脱证，月经不调，遗精，不孕症
水分	在上腹部，脐中上1寸，前正中线上	利水消肿，健脾和胃	水肿，泄泻，腹胀，肠鸣，反胃，腹痛
下脘	在上腹部，脐中上2寸，前正中线上	和胃健脾，消积化滞	腹痛，腹胀，呕吐，呃逆，泄泻
建里	在上腹部，脐中上3寸，前正中线上	和胃健脾，降逆利水	胃脘痛，呕吐，食欲不振，水肿
中脘	在上腹部，脐中上4寸，前正中线上	和胃健脾，温中化湿	腹痛，腹胀，胃脘痛，急性胃肠炎，顽固性胃炎，呕吐，呃逆，失眠
上脘	在上腹部，脐中上5寸，前正中线上	和胃降逆，宽胸宁神	胃脘疼痛，呕吐，呃逆，食欲不振，痢疾
巨阙	在上腹部，脐中上6寸，前正中线上	化痰宁心，理气和胃	心痛，心烦，健忘，癫狂痫证
鸠尾	在上腹部，剑胸结合部下1寸，前正中线上	宽胸利膈，宁心定志	心悸，心痛，癫狂痫证，胃痛，食欲不振

穴名	定位	功能	主治
中庭	在胸部,剑胸结合中点处,前正中线上	宽胸理气,降逆止呕	心痛,胸满,呕吐
膻中	在胸部,横平第4肋间隙,前正中线上	理气宽胸,平喘止咳	胸闷,气喘,心悸,产妇乳少,小儿吐乳
玉堂	在胸部,横平第3肋间隙,前正中线上	止咳平喘,理气宽胸,活络止痛	咳嗽,气短,哮喘,咽喉肿痛
紫宫	在胸部,横平第2肋间隙,前正中线上	理气平喘,止咳化痰	咳嗽,气喘,胸胁支满,胸痛
华盖	在胸部,横平第1肋间隙,前正中线上	止咳平喘,利咽止痛	咳嗽,气喘,胸胁支满,胸痛
璇玑	在胸部,胸骨上窝下1寸,前正中线上	宽胸理气,止咳平喘	咳嗽,气喘,胸痛,咽喉肿痛
天突	在颈前区,胸骨上窝中央,前正中线上	宣肺平喘,清音止嗽	哮喘,咳嗽,咯吐脓血,咽喉肿痛
廉泉	在颈前区,喉结上方,舌骨上缘凹陷中,前正中线上	通利咽喉,增液通窍	舌下肿痛,舌强不语,咳嗽,口舌生疮
承浆	在面部,颏唇沟的正中凹陷处	祛风通络,镇静消渴	中风昏迷,癫痫,口眼歪斜,牙龈肿痛

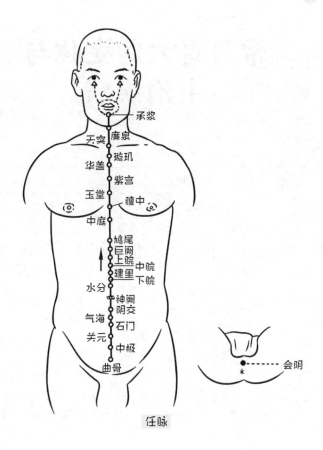

任脉

任脉穴歌

任脉二四起会阴，曲骨中极关元针，

石门气海阴交生，神阙一寸上水分，

下脘建里中上脘，巨阙鸠尾步中庭，

膻中玉堂连紫宫，华盖璇玑天突逢，

廉泉承浆任脉终。

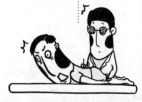

常用奇穴的定位与主治疾病

穴名	定位	主治
四神聪	百会前后左右各1寸，共4穴	神志病，目疾
印堂	两眉头的中间	神志病，头痛，眩晕，鼻病
太阳	眉梢与目外眦之间，向后约1横指的凹陷处	头痛，面瘫，目疾
定喘	第7颈椎棘突下，后正中线旁开0.5寸	哮喘，咳嗽，肩背痛，落枕
夹脊	第1胸椎至第5腰椎棘突下两侧，后正中线旁开0.5寸，一侧17穴，左右共34穴	上胸部穴位治疗心肺、上肢疾病；下胸部穴位治疗胃肠疾病；腰部穴位治疗腰腹及下肢疾病
胃脘下俞	第8胸椎棘突下，后正中线旁开1.5寸	胃痛，腹痛，胸胁痛，消渴
腰眼	第4腰椎棘突下，后正中线旁开3.5寸凹陷中	腰痛，月经不调，带下，虚劳
外劳宫	在手背，第2、3掌骨间，指掌关节后约0.5寸	落枕，手臂肿痛，脐风
八邪	在手背，微握拳，第1至第5指间，指蹼缘后方赤白肉际处，左右共8穴	手背肿痛，手指麻木，烦热，目痛，毒蛇咬伤

续表

穴名	定位	主治
十宣	手十指尖端，距指甲游离缘 0.1 寸，左右共 10 穴	昏迷，癫痫，高热，咽喉肿痛，手指麻木
膝眼	屈膝，髌韧带两侧凹陷处（在内侧的称内膝眼，在外侧的称外膝眼）	膝痛，腿痛，脚气
胆囊	阳陵泉直下 2 寸	急、慢性胆囊炎，胆石症，胆道蛔虫症，下肢痿痹
阑尾	足三里直下 2 寸，胫骨前缘旁开约 1 横指	急、慢性阑尾炎，消化不良，下肢痿痹

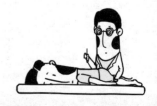

内 容 提 要

本书从经络腧穴基础知识入手，分别介绍了经络系统、腧穴定位、特定穴以及十四经腧穴等内容，旨在帮助喜爱或想探究针灸、推拿等的人们能够轻松学习。全书采用幽默生动、趣味十足的漫画图解方式，内容通俗易懂、深入浅出，特别适合初学中医及中医爱好者阅读参考。

图书在版编目（CIP）数据

趣味经络腧穴 / 白极，李亚旗，张文征编著 . — 北京：中国医药科技出版社，2022.2
（漫画中医系列）
ISBN 978-7-5214-2746-2
Ⅰ . ①趣… Ⅱ . ①白… ②李… ③张… Ⅲ . ①经络—普及读物 ②俞穴（五腧）—普及读物 Ⅳ . ① R224-49

中国版本图书馆 CIP 数据核字（2021）第 217736 号

美术编辑 陈君杞
版式设计 也　在

出版　**中国健康传媒集团** | 中国医药科技出版社
地址　北京市海淀区文慧园北路甲 22 号
邮编　100082
电话　发行：010-62227427　邮购：010-62236938
网址　www.cmstp.com
规格　880×1230mm $^1/_{32}$
印张　5 $^3/_8$
字数　106 千字
版次　2022 年 2 月第 1 版
印次　2022 年 2 月第 1 次印刷
印刷　三河市万龙印装有限公司
经销　全国各地新华书店
书号　ISBN 978-7-5214-2746-2
定价　45.00 元

获取新书信息、投稿、为图书纠错，请扫码联系我们。